Pizzastein Kochbuch

Das Pizza Kochbuch mit den 75 besten Pizza Rezepten inklusive Pestos, Soßen und Teigvarianten

1 Auflage

Autor Cooking Heros

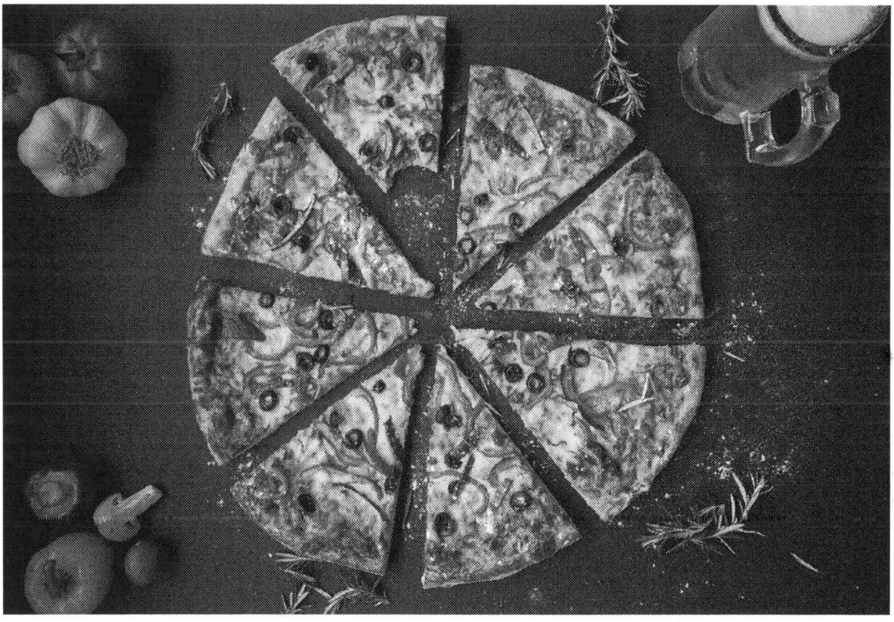

Inhaltsverzeichnis

Pizzastein – das Geheimnis italienischer Pizzabackkunst

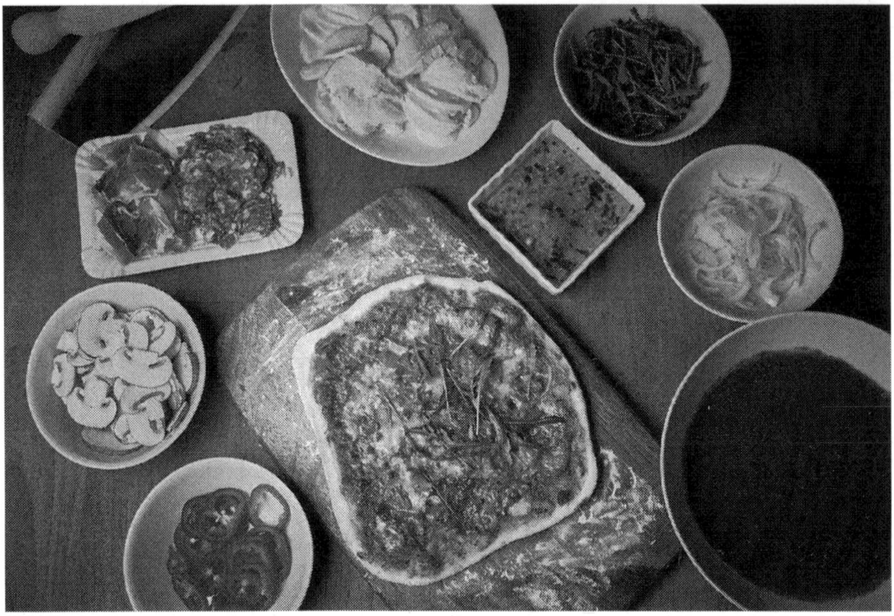

Wenn Sie sich auch schon einmal heimlich geärgert haben, dass die Pizza im heimischen Backofen nicht so gelingt wie bei Ihrem Lieblingsitaliener, könnte es sein, dass Ihnen nur eine Kleinigkeit bei Ihrem Küchenequipment fehlt – ein **Pizzastein**.

Diese Steine bestehen aus Naturmaterialien wie Schamott, Speckstein oder Cordierit, genau wie ihre großen Verwandten in den Pizzerien. Das Geheimnis, warum darauf die Pizzaböden knusprig werden, ist schnell gelöst. Die Steine nehmen die Feuchtigkeit aus den Teigen auf, während sie auf dem Backblech „schwimmen" und aufgeweicht werden.

Pizzasteine können Sie preiswert im Onlinehandel erwerben oder auch bei einem Ofensetzer in Ihrer Nähe.

Beim Einsatz des Steins sind einige Kleinigkeiten zu beachten:

Den Stein auf dem Grillrost Ihres Backofens auf der unteren Schiene platzieren.

Den Backofen auf höchste Stufe (**ca. 250°C**) Ober/Unterhitze anheizen.

Je nach Gerätetyp dauert es ca. **45 Minuten**, bis der Stein genügend aufgeheizt ist. Eventuell müssen Sie anfangs etwa experimentieren.

In der Wartezeit können bestens Vorbereitungen getroffen werden, wie Teig ausrollen oder Gemüse für den Belag schnippeln.

Hat der Stein die passende Hitze erreicht, können Sie die vorbereiteten Pizzen nacheinander abbacken. Ziehen Sie eventuell Kochhandschuhe an und nutzen Sie zur Auf- und Abnahme der Pizzen eine Pizzaschaufel. So gibt es keine verbrannten Finger! Je nach Dicke und Art der Pizza können Sie nach ca. **5 Minuten** schon die erste Pizza servieren.

Auf dem Pizzastein lassen sich auch Brot, Brötchen oder Flammkuchen zubereiten, selbst auf einem Grill mit Abdeckung leistet er perfekte Dienste.

Die Reinigung

Lassen Sie den Stein unbedingt komplett auskühlen. Meist reicht ein feuchter Lappen zum Abwischen – fertig.

Sollten sich einmal angebrannte Krusten gebildet haben, können diese mit einem Messer oder einem Ceranfeld-Schaber entfernt werden.

Verwenden Sie keine Spül- oder Reinigungsmittel – sie schaden dem Stein eher als sie nützen. Die mit der Zeit entstehenden Flecken sind gebrauchsbedingt und völlig normal. Sollten Sie einen Backofen inclusive Selbstreinigungsprogramm besitzen, kann der Pizzastein auch damit gereinigt werden.

Das Highlight jeder Grillparty – die Pizza vom Grill

Außer Würstchen, Steaks und Spießen lassen sich mit dem passenden Zubehör wunderbar Pizzen zubereiten. Es ändert sich nur das „Backen", alle Zutaten, die sie verzehren möchten, bleiben gleich.

Als erstes ein Tipp zum Belag: Dünsten Sie sehr wasserhaltiges Gemüse und Obst schon frühzeitig und lassen sie es abtropfen, so wird verhindert, dass der Pizzateig zu stark durchweicht wird.

Zum Pizzagrillen benötigen Sie einen Kugelgrill, wobei die Befeuerungsart – ob Strom, Gas oder Holzkohle- beinahe gleichgültig ist.

Das Grillen mit Strom oder Gas gestaltet sich etwas einfacher, da die Temperatur mittels Regler eingestellt wird.

Der Holzkohlegrill wird bestückt und angefeuert wie üblich, nur ca. alle **30 Minuten** muss Kohle nachgelegt werden, um die Temperatur (**300-350°C**) zu halten.

Grillexperten empfehlen Kokoskohle und einen Buchenscheit fürs Aroma. Der Pizzastein muss gleich zu Anfang auf den Rost gelegt werden, so heizt er sich gemeinsam mit dem Grill auf. Es ist vorteilhaft, ihn mit etwas Mehl oder Hartweizengrieß zu bestreuen, dadurch löst sich die Pizza gut. Der Abstand Pizzastein-Grillrand sollte wenigstens **3 cm** betragen, das sorgt für die optimale Luftzirkulation. Ist der Deckel des Grills geschlossen, wird die Hitze reflektiert und umströmt die Pizza gleichmäßig. In ca. **5 Minuten** ist sie servierfähig.

Der Pizzabelag

Letztlich ist alles Geschmackssache. Von herzhaft rustikal über exotisch bis süß ist alles möglich. Lassen Sie Ihrer Fantasie freien Lauf.

Großen Einfluss auf den Geschmack und die Konsistenz der Böden haben allerdings die verwendeten Mehlsorten, als da wären:

Unsere heimischen Weizenmehle Type 405, 550, 812 oder 1050 – je höher die Typenzahl, desto mineralstoffhaltiger, sprich gesünder, ist das Mehl. Bei einer hohen Typenzahl ist auch der Geschmack deutlich intensiver und es wird bei der Teigzubereitung mehr Flüssigkeit benötigt.

Entscheidend für das Backergebnis ist das im Mehl enthaltene Klebereiweiß (Gluten). Deutsche Sorten besitzen davon weniger als die original italienischen Sorten mit der Bezeichnung „Typ00" oder „Tipo00". Achtung – „Tipo00" gibt es auch speziell zum Brotbacken und für Pasta. Pizzamehl sollte einen Klebereiweißwert von **12,5 bis 14%** haben, nur damit lassen sich Teige extrem dünn ausrollen. Italienisches Mehl finden Sie in Feinkostläden oder online. Das weltweit klebereiweißhaltigste Mehl ist das kanadische „Manitoba-Mehl", das allerdings hierzulande oft schwierig zu bekommen ist und auch der Preis ist deutlich höher als bei herkömmlichen Mehlsorten. Viele Pizzabäcker schwören auch auf Mischungen mit Hartweizengrieß, um ein spezielles Aroma zu erzeugen.

Eine weitere Variante wäre Dinkelmehl, das vom ernährungsphysiologischen Aspekt voll im Trend liegt und ebenfalls einen herzhaft-rustikalen Geschmack hervorbringt.

Doch allen Meinungen und Tipps zum Trotz gibt es auch glutenfreie Teige. Es muss kein Mensch mit Glutenunverträglichkeit auf seine leckere Pizza verzichten, wie im Rezeptteil zu sehen sein wird.

Eine kleine Käse-Kunde

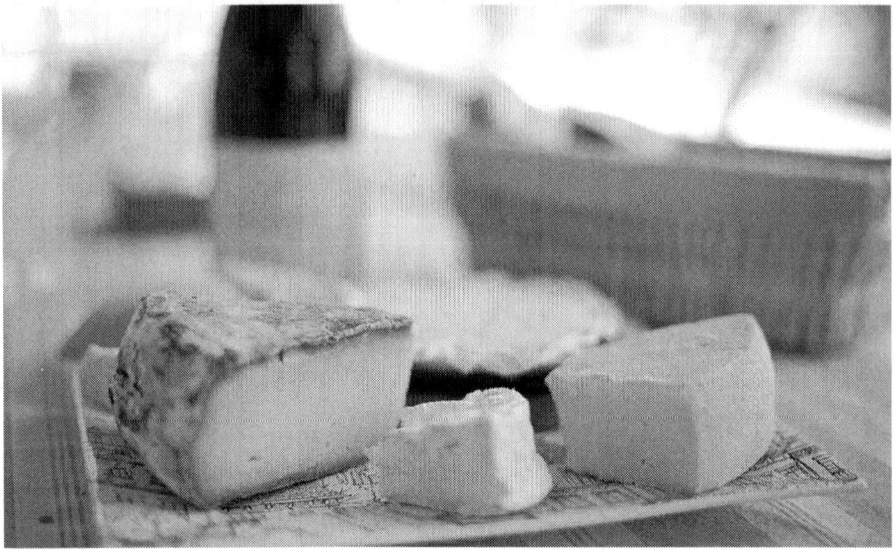

Wie so oft hat da wohl ein Jeder seine eigenen Vorlieben und erlaubt ist, was gefällt bzw. schmeckt**. Einige Grundregeln sind bei der Käseauswahl allerdings hilfreich:**

Der Fettgehalt sollte nicht zu hoch sein. Ideal für Pizzen ist ein Fettgehalt von **40 bis 50%** i.Tr. Ist der Käse zu fettreich, läuft ein Teil aus und bildet eine Schicht zwischen Teig und Belag, was den Belag zum Rutschen bringen kann.

Aus unterschiedlichen Gründen ist auch die Kalorienzahl eines fetten Käses ausschlaggebend.

Wer eine geschmacklich gute Pizza möchte, sollte immer den Käse am Stück kaufen und ihn frisch reiben. Geriebener Käse ist nicht zu empfehlen, da er häufig mit Kartoffelmehl oder anderen Trennmitteln behandelt wird, um das Zusammenklumpen zu verhindern. So zahlen Sie also billiges Kartoffelmehl mit gutem Geld.

Die Käse Klassiker

Mozzarella, nicht nur in seinem Heimatland Italien, sondern auch hier ein häufig verwendeter Pizzakäse. Seine **Eigenschaften** sind optimal, er schmilzt leicht, schmeckt heiß sehr gut, aber nicht so dominant, dass er die anderen Zutaten überlagern würde. Ein weiterer Vorteil ist sein Fettgehalt. Er ist zu hoch, so dass die Pizza nicht „schwimmt".

Ein kleiner Trick der italienischen Pizzabäcker: Auch in Italien ist der original Büffelmozzarella eine Preisfrage. Daher wird auch hier häufig Mozzarella aus Kuhmilch verwendet. Um den Geschmack zu intensivieren, gibt man etwas geriebenen Parmesan dazu.

Vier weitere „Italiener": Pecorino, Provolone, Parmigiano Reggiano und Grana Padano. Diese Käsesorten schmecken sehr kräftig, daher sollten sie eher sparsam verwendet werden. Während des Überbackens büßen sie häufig an Aroma ein und sollten daher erst kurz vor Ende der Backzeit auf die Pizza gegeben werden.

Edamer: durch sein leicht säuerliches Aroma passt er gut zu Pizza mit Fisch oder Meeresfrüchten.

Gouda: wie bei Edamer, doch nur als „junger Gouda". Gereifter Gouda wird zunehmend kräftiger im Geschmack und erdrückt leicht andere Zutaten.

Schweizer Emmentaler: auch bei diesem Klassiker ist der Fettanteil gering genug, um die Pizza nicht zu ertränken. Die Schmelzeigenschaften sind gut und der nussige Geschmack passt bestens zu kräftigen Belägen wie Salami, Schinken, Rucola oder Peperoni.

Roquefort, Gorgonzola und andere Blauschimmelkäse werden bevorzugt für spezielle Pizzen mit fruchtig-herben Belägen verwendet, wie z.B. „Birne-Roquefort", „Lauch-Gorgonzola" oder „Steinpilz-Rucola".

Die feinen Unterschiede beim Olivenöl

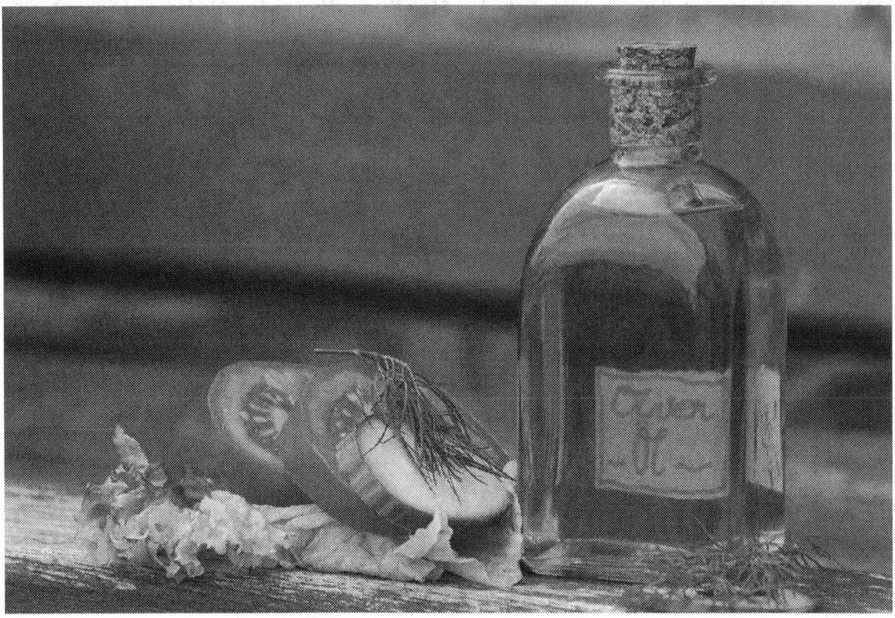

Die mediterrane Küche ist ohne Olivenöl schlicht undenkbar. Es wird aufgrund seiner positiven gesundheitlichen Aspekte und der geschmacklichen Vielfalt hoch geschätzt.

Die Geschmacksrichtungen variieren:

„leicht" ist ein Olivenöl mit zartem Aroma und schwach ausgeprägtem Olivengeschmack.

„mild" bedeutet, es hat einen leicht butterartigen Geschmack.

„halbfruchtiges" Olivenöl ist schon deutlich durch den typischen Olivengeschmack geprägt.

Fruchtig bis pfeffriges Olivenöl hat einen starken Olivengeschmack.

Grünes Olivenöl wird aus grünen Oliven hergestellt, gelbliches aus schwarzen.

Wie bei jedem echten Naturprodukt können sich Aroma und Geschmack je nach Anbaugebiet, Klima und Sorte verändern.

Die Qualitätsstufen

Die Unterteilung erfolgt nach Herstellungsprozess und dem Gehalt an ungesättigten und freien Fettsäuren. Die Faustregel: je größer der Gehalt an freien Fettsäuren, desto minderwertiger das Öl.

Ein weiterer Unterschied besteht zwischen „kaltgepresst" und „raffiniert". „Kaltgepresst" besagt, dass Oliven bei höchstens **27°C** gepresst werden dürfen. Ist die Temperatur höher, leiden Qualität und Geschmack. Bei raffiniertem Öl wird der Prozess durch höhere Temperaturen und den Einsatz von Lösungsmitteln gesteuert, um mehr Menge zu gewinnen. Die zugesetzten Lösungsmittel müssen anschließend chemisch entfernt –also raffiniert- werden, was viele wertvolle Vitamine zerstört und dem Aroma nicht zuträglich ist.

Die Klassifizierung

Olio d' Oliva extra vergine (Natives Olivenöl extra) – höchste Qualitätsstufe, immer aus erster Pressung, naturbelassen, fruchtiger Geschmack – max. 98% freie Fettsäuren

Olio d' Oliva vergine (Natives Olivenöl) – zumeist aus zweiter bzw. dritter Pressung, weniger fruchtig – ca. 2% freie Fettsäuren

Olio d' Oliva (Olivenöl) – dieses Öl ist raffiniert, zur Geschmacksverbesserung wird natives Öl zugesetzt.

Olio di sansa d' Oliva (Oliventresteröl) – wird per Lösungsmittel aus Trester-Rückständen gewonnen. Diese Sorte wird meist nur im Herstellungsland verkauft.

Das teuerste Olivenöl muss nicht unbedingt das Beste sein. Nur hat Qualität ihren Preis. Es lohnt sich eine Verkostung, um Ihr Lieblingsöl zu finden. Ein qualitativ hochwertiges Öl ist scharf am Gaumen, jedoch nicht im Hals. Bevorzugen Sie ein junges Öl – leider ist die Angabe der Erntejahre freiwillig. Bei den italienischen Ölen sind die Erntejahre durch die Bezeichnunh „raccolta“ und der Jahreszahl zu erkennen.

Kräuterkunde

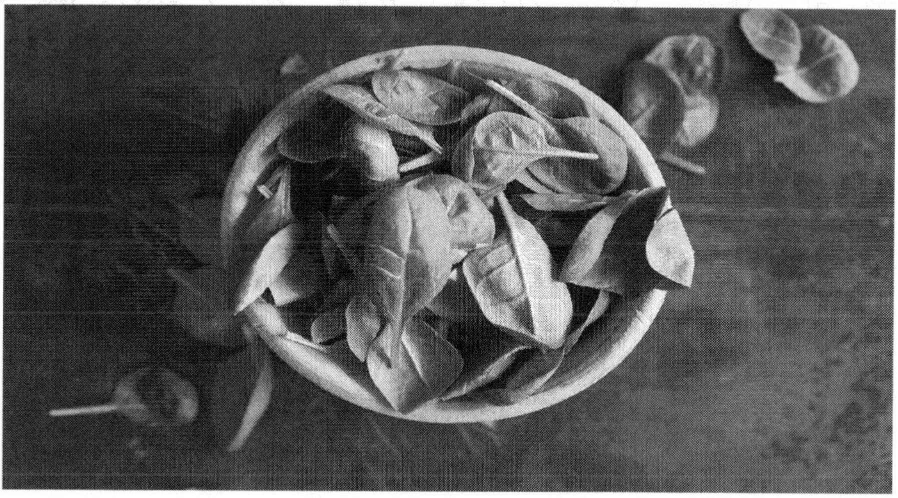

Hier die fünf aromatischen Küchenkräuter, ohne die Pizza, Pesto und Saucen höchstens halb so aromatisch sind.

Am besten frisch oder tiefgekühlt und notfalls getrocknet, bringen sie das richtige „Wow“ an alle mediterranen Gerichte. Vielleicht haben Sie die Möglichkeit zum Selbstanbau, ansonsten sind Kräutertöpfe –bitte in Bio-Qualität- eine gute Alternative.

Basilikum, das „Königskraut“ der mediterranen Küche, on klassisch als Tomate-Mozzarella, im aromatischen Pesto oder in Suppen, Saucen oder zu Fleisch und Fisch, verleiht Basilikum ein wunderbares frisches Aroma.

Tipp: Basilikum gibt Cocktails, Limonaden und Aromawasser den richtigen Kick!

Rosmarin, übersetzt der „Tau des Meeres“, gedeiht prächtig an den Küsten rund ums Mittelmeer, wo der Morgentau sich auf den Pflanzen absetzt. Sein einzigartiges Aroma verleiht Wildgerichten, Rind- und Schweinefleisch, Geflügel und Kartoffeln den unverwechselbaren Geschmack.

Thymian „timo“. Unter den 100 Sorten ist der Gartenthymian am häufigsten anzutreffen. Zusammen mit Basilikum und Knoblauch harmoniert Thymian in Tomatensaucen oder Pfannengemüse wie Zucchini, Auberginen und Kartoffeln.

Deftigen Braten aus Lamm-, Schweine- oder Rindfleisch verleiht Thymian die passende Würze

Zitronenthymian ist das geeignete Würzkraut für Fischgerichte, Meeresfrüchte, Dips und Pestos.

Die intensive Würze entwickelt Thymian bei hohen Temperaturen, deshalb schon beim Garen zufügen; getrockneter Thymian würzt deutlich stärker als frischer!!

Oregano „origano“ ist der Star auf vielen Pizzen und darf in Pizzasaucen nicht fehlen. Seine Würzkraft wird durch Trocknen intensiviert, also Vorsicht bei der Dosierung. Ein naher Verwandter von Oregano ist der Majoran.

Salbei „salvia“ – durch das würzig-bittere Kraut werden viele, besonders fettreiche Speisen bekömmlicher. Bei über 900 verschiedenen Salbei-Arten hat man die Qual der Wahl. Häufig verwendet wird der „echte Salbei“, auch unter dem Namen „Muskatellerkraut“ bekannt.

Die exotischen Verwandten sind Ananas-, Limonen- und Marzipansalbei.

Gegrillten Fisch, Suppen, Gorgonzolasauce oder Pestos verleiht Salbei eine hocharomatische Note.

Nur in Butter geschwenkt passt er zu Gnocchi und als Pizza-Belag.

Für eine Leichte Note eignen sich die jungen Blätter, für mehr Intensität die älteren.

Rezepthinweise

Pck. = Packung
St = Stück
g = Gramm
kg = Kilogramm
ml = Milliliter
cm = Zentimeter
cl = Zentiliter
l = Liter
Msp. = Messerspitze 1 ml
TL = Teelöffel (5 ml)
EL = Esslöffel (15 ml)
T = Tasse (200 ml)
n.B .= nach Bedarf
Gl. = Glas

Pizzateige

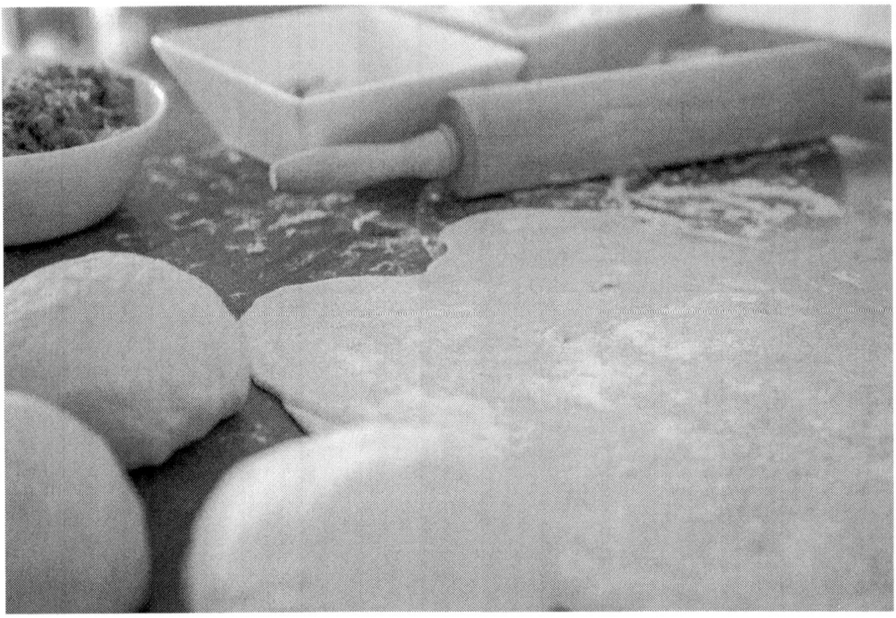

Teig-Grundrezept

Dauer: 75 Minuten | Ruhezeit: 60 Minuten | **Schwierigkeit:** leicht

Zutaten für 4 Pizzen

250 g Mehl | ½ TL Meersalz | 1 Pck. Trockenhefe | 125 ml lauwarmes Wasser | Olivenöl

Zubereitung

1. Das Mehl, Salz und die Trockenhefe in einer großen Schüssel vermischen, dann eine Mulde in die Mitte drücken.
2. Das Wasser in die Mulde gießen und alles zu einem homogenen Teig verrühren. Ist der Teig zu klebrig, noch etwas Mehl zugeben.
3. Den Teig auf einer bemehlten Fläche etwa **10 Minuten** durchkneten. Danach eine Kugel formen und in eine eingeölte Schüssel legen.
4. Die Schüssel mit einem Tuch abdecken und etwa **60 Minuten** gehen lassen, bis sich das Volumen verdoppelt hat.
5. Auf einer bemehlten Arbeitsfläche den Teig flach drücken und dann mit dem Nudelholz ausrollen.
6. Der Boden ist fertig und kann jetzt belegt werden.

Notizen ____

____

____

Blumenkohl-Pizzateig

Dauer: 30 Minuten | **Schwierigkeit:** mittel

Zutaten für 1 Pizza

1 Blumenkohl | 3 Eier | 250 g geriebener Käse nach Wahl | 1 EL Oregano | 1 Prise Meersalz | 1 Prise weißer Pfeffer

Zubereitung

1. Den Blumenkohl in der Küchenmaschine zerhacken. Dann in der Mikrowelle etwa **8 Minuten** erhitzen.
2. Die Eier und Käse dazugeben und mit Oregano, Salz und Pfeffer würzen. Dann alles zu einem Teig verkneten. Die Masse dann ausdrücken, um überschüssiges Wasser zu entfernen.
3. Den Backofen auf 230°C vorheizen. Ein Backblech mit Backpapier auslegen. Das Backpapier einölen.
4. Den Teig auf dem Blech verteilen und mit Olivenöl einstreichen. Dann etwa **15-17 Minuten** vorbacken.

Notizen____

Dinkel-Teig

Dauer: 1 ½ Stunden | **Ruhezeit:** ca. 1 Stunde | **Schwierigkeit:** leicht

Zutaten für 4 Pizzen

350 g Dinkelmehl | 175 ml lauwarmes Wasser | 20 g frische Hefe | 1 TL Meersalz | 2 EL Olivenöl

Zubereitung

1. Das Mehl mit dem Salz vermischen und mittig eine Mulde eindrücken.
2. Die Hefe hinein bröckeln und mit 6 EL Wasser verrühren. Darüber ein wenig Mehl streuen und alles etwa **15 Minuten** an einem warmen Ort gehen lassen.
3. Das übrige Mehl, Öl und Wasser zugeben und zu einem glatten Teig kneten. Nun solange kneten, bis er nicht mehr klebt.
4. Den Teig gehen lassen, bis sich das Volumen etwa verdoppelt hat.

Notizen

Hefefreier Pizzateig

Dauer: 20 Minuten | **Schwierigkeit:** leicht

Zutaten für 2 Pizzen

250 g glattes Mehl | ¼ TL Meersalz | 1 EL Backpulver | 220 ml lauwarme Milch | 50 g zimmerwarme Butter

Zubereitung

1. In einer großen Schüssel das Mehl mit Salz und Backpulver vermischen.
2. Die Milch und Butter zugeben und alles zu einem homogenen Teig verarbeiten.
3. Auf einer Arbeitsfläche etwas Mehl verteilen und den Teig solange durchkneten, bis er elastisch ist.

Notizen____

Hirse-Pizzateig

Dauer: 35 Minuten | **Schwierigkeit:** mittel

Zutaten für 4 Pizzen

500 ml Wasser | 1 Prise Meersalz | 150 g Hirse | 3 EL Rapsöl

Zubereitung

1. Das Wasser aufkochen und das Salz einstreuen. Dann die Hirse dazugeben und etwa **15-18 Minuten** weichkochen.
2. Das Öl einrühren und einen Teig rühren.
3. Den Teig noch warm belegen.

Notizen____

Kräuter-Pizzateig

Dauer: 20 Minuten | **Schwierigkeit:** leicht

Zutaten für 4 Pizzen

Frische Kräuter nach Wahl – Basilikum, Oregano, Thymian, Rosmarin | 250 ml lauwarmes Wasser | 21 g Hefe | 500 g Weizenmehl – Type 550 | 3 EL Olivenöl | 8 g Meersalz

Zubereitung

1. Die Kräuter waschen, trockenschütteln und fein hacken.
2. Im Wasser die Hefe auflösen und **10 Minuten** stehen lassen. Dann Mehl, Öl, Salz und Kräuter dazugeben und einen glatten Pizzateig verkneten.

Notizen____

Pizza-Kartoffel-Teig

Dauer: 50 Minuten | **Schwierigkeit:** mittel

Zutaten für 4 Pizzen

500 g mehlig kochende Kartoffeln | 1 Würfel frische Hefe | 330 g Mehl | 1 Prise Meersalz | 180 ml lauwarmes Wasser | 1 TL Olivenöl

Zubereitung

1. Die Kartoffeln in Salzwasser gar kochen, dann pellen und durch eine Presse drücken. Die Masse dann abkühlen lassen.
2. Die Hefe mit den Kartoffeln und den restlichen Zutaten gut durchkneten. Danach etwa **20-25 Minuten** gehen lassen, bis sich das Volumen verdoppelt hat.
3. Den Teig ausrollen und zu Pizzen formen. Jetzt im Backofen bei 180°C etwa **15 Minuten** vorbacken. Dann kann er belegt werden.

Notizen______________________________

Pizzateig mit Quark

Dauer: 10 Minuten | **Ruhezeit:** 1-2 Stunden | **Schwierigkeit:** leicht

Zutaten für 2 Pizzen

150 g Magerquark | 2 EL Milch | 50 ml Olivenöl | 1 Prise Meersalz | 1 Bio-Ei | 300 g Mehl nach Wahl | 1 Pck. Weinstein-Backpulver

Zubereitung

1. Den Quark mit Milch, Öl, Salz und Ei glattrühren.
2. Das Mehl mit dem Backpulver mischen und mit dem Quark vermischen. Dann zu einem geschmeidigen Teig kneten.
3. Vor dem Belegen etwa **1-2 Stunden** kühl lagern.

Notizen____

Pizzateig mit Reismehl

Dauer: 14 Minuten | **Ruhezeit:** 1 Stunden | **Schwierigkeit:** leicht

Zutaten für 4 Pizzen

350 g Reismehl | 220 ml lauwarmes Wasser | 1 Prise Meersalz | 3 g Guarkernmehl | 1 Würfel fische Hefe | 2 EL Olivenöl

Zubereitung

1. In einer Schüssel alle Zutaten gut vermischen und dann einen geschmeidigen Teig kneten.
2. Den Teig vor der Verarbeitung abgedeckt etwa **50-60 Minuten** an einem warmen Ort gehen lassen.

Notizen______________________________

____

____

Tipp: Dieser Teig sollte nach dem Belegen noch etwa 10-15 Minuten ruhen.

Polenta-Pizzateig

Dauer: 35 Minuten | **Ruhezeit:** 1 Stunden | **Schwierigkeit:**

Zutaten für 4 Pizzen

1 l Wasser | 250 g Maisgrieß | 2 EL Maismehl | 1 Prise Meersalz | 1 EL Rapsöl

Zubereitung

1. Das Wasser aufkochen und Grieß und Salz zufügen. Dann bei kleiner Hitze etwa **15 Minuten** köcheln lassen.
2. Das Mehl und das Öl zugeben und unter Rühren etwa **10-15 Minuten** kochen lassen, bis sich die Masse vom Boden löst.
3. Die Polenta dann heiß etwa 2 cm dick auf einem geölten Backblech verteilen und dann etwa **60 Minuten** fest werden lassen.

Notizen____

Veganer Tofu-Pizzateig

Dauer: 10 Minuten | **Schwierigkeit:** leicht

Zutaten für 2 Pizzen

150 g Tofu | 8 EL Sojamilch | 5 EL Olivenöl | 150 g Weizenmehl | 200 g Vollkornmehl | 1 Pck. Weinstein-Backpulver | 1 TL Meersalz

Zubereitung

1. Zuerst den Tofu zerbröseln und mit Sojamilch und Öl in einer Schüssel pürieren.
2. Die übrigen Zutaten dazugeben und einen glatten Teig kneten.

Notizen____________________________

Pizza-Soßen

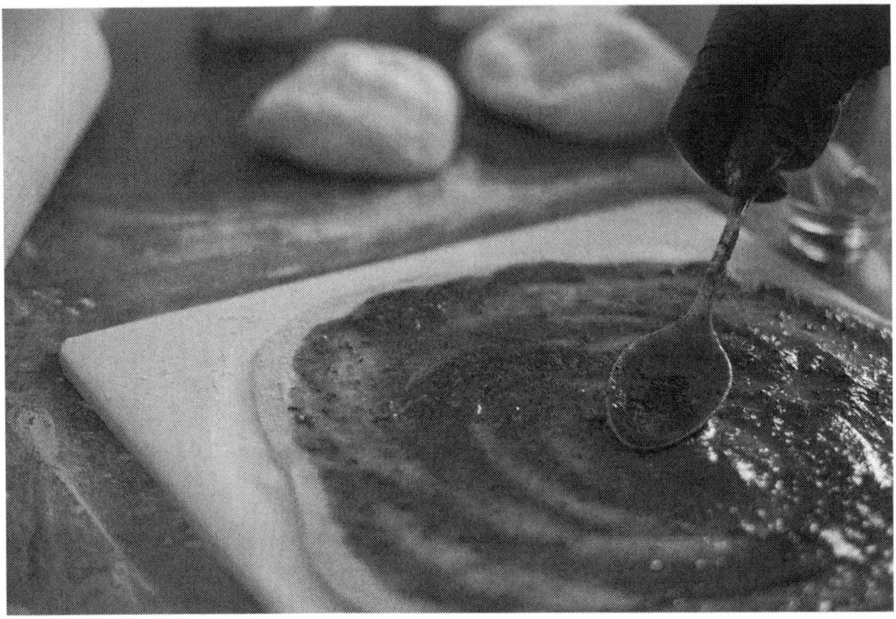

Käseersatz für Veganer

Dauer: 10 Minuten | **Schwierigkeit:** leicht

Zutaten

½ Knoblauchzehe | 4 gehäufte EL Hefeflocken | 1 Msp. Meersalz | 2 TL Zitronensaft | Pflanzenmilch

Zubereitung

1. Den Knoblauch schälen und fein schneiden.
2. Dann alles mit wenig Pflanzenmilch verrühren, bis die Masse cremig ist und sich gut auf der Pizza verteilen lässt.

Notizen____

Leckere Pizzasoße

Dauer: 55 Minuten | **Schwierigkeit:** mittel

Zutaten

500 g Zwiebeln | 2 Knoblauchzehen | 125 ml natives Olivenöl | 1 Ds. geschälte Tomaten | 1-2 EL getrockneter Oregano | 45 g Tomatenmark | ½ EL weißer Zucker | 4 Blätter Basilikum | Meersalz | Pfeffer

Zubereitung

1. Die Zwiebeln schälen und in feine Würfel schneiden. Den Knoblauch schälen und sehr fein hacken. Die Tomaten zerdrücken.
2. In einer Pfanne das Öl erhitzen und Zwiebeln und Knoblauch glasig dünsten. Dann die Tomaten zugeben und alles etwa **30 Minuten** garen.
3. Den Tomatenmark und Zucker zufügen und weitere **15 Minuten** garen. Danach mit Oregano, Basilikum, Salz und Pfeffer würzen.

Notizen____

Sauce alla Bolognese

Dauer: 2 ½ Stunden | **Schwierigkeit:** mittel

Zutaten

300 g Rinderhackfleisch | 150 g gepökelter Schweinebauch | 2 Möhren | 50 g Staudensellerie | 1 kleine Zwiebel | Olivenöl | 1 Pck. stückige Tomaten | 2 EL Tomatenmark | 100 ml Weißwein | Etwas Gemüsebrühe | 100 ml Milch

Zubereitung

1. Das Schweinefleisch in kleine Würfel schneiden. Die Möhren schälen und klein würfeln. Die Zwiebel schälen und fein hacken. Den Sellerie ggf. schälen und fein schneiden.
2. In einer hohen Pfanne etwas Öl auf mittlere Hitze erhitzen und darin Schweinebauch, Zwiebeln, Möhren, Sellerie und Tomatenmark anschwitzen. Dann das Hackfleisch zugeben und alles bei großer Hitze krümelig anbraten.
3. Danach mit Weißwein ablöschen und solange köcheln, bis die Flüssigkeit verdampft ist. Dann die stückigen Tomaten zufügen und die Brühe dazugießen.
4. Auf kleiner Hitze unter Rühren etwa 2 Stunden köcheln lassen.

Notizen____

____

____

Tomaten-Soßen-Grundrezept

Dauer: 40 Minuten | **Schwierigkeit:** mittel

Zutaten

3 frische Tomaten | 1 Knoblauchzehe | 1 Ds. gehackte Tomaten | Meersalz, Pfeffer, Zucker | Italienische Kräuter – Basilikum, Oregano, Thymian | Gemüsebrühe | Olivenöl

Zubereitung

1. Die frischen Tomaten häuten und würfeln. Den Knoblauch schälen und fein hacken.
2. In einem Topf den Knoblauch etwas anbraten, dann die Dosentomaten zugeben und Kräuter, Salz, Pfeffer und etwas Brühe einrühren. Je nach Geschmack etwas Zucker einstreuen. Die Soße nun bei kleiner Hitze etwa **30 Minuten** einkochen.
3. Nach etwa **20 Minuten** die frischen Tomaten dazugeben und gut unterrühren

Notizen____________________________________

____

____

Tipp: Kochen Sie die Soße nur bei kleiner Hitze, sonst schmeckt sie nachher leicht angebrannt. Verwenden Sie die Soße für Paste, lassen sie sie nur 20 Minuten köcheln, so bleibt sie etwas flüssiger.

Tomaten-Sugo

Dauer: 25 Minuten | **Schwierigkeit:** mittel

Zutaten

1 kg frische Tomaten | 1 Bd. Suppengrün – Porree, 2 Möhren und 1 Stück Sellerie | Frische Kräuter – Oregano, Salbei, Thymian | 2 Knoblauchzehen | Meersalz, Pfeffer, Zucker

Zubereitung

1. Die Tomaten häuten und entkernen. Das Suppengrün putzen und klein schneiden. Den Knoblauch schälen und fein hacken.
2. In einem Topf den Knoblauch kurz anbraten, dann das Gemüse und die Tomaten zugeben.
3. Die Mischung erhitzen und mit Salz, Pfeffer und Zucker abschmecken. Dann leicht köcheln lassen und die Kräuter zufügen. Dann kurz aufkochen und weiter köcheln lassen.
4. Danach mit dem Stabmixer pürieren.

Notizen____

____

____

Tipp: Besonders würzig ist das Sugo, wenn es 2-3 Tage durchgezogen ist.

Pestos

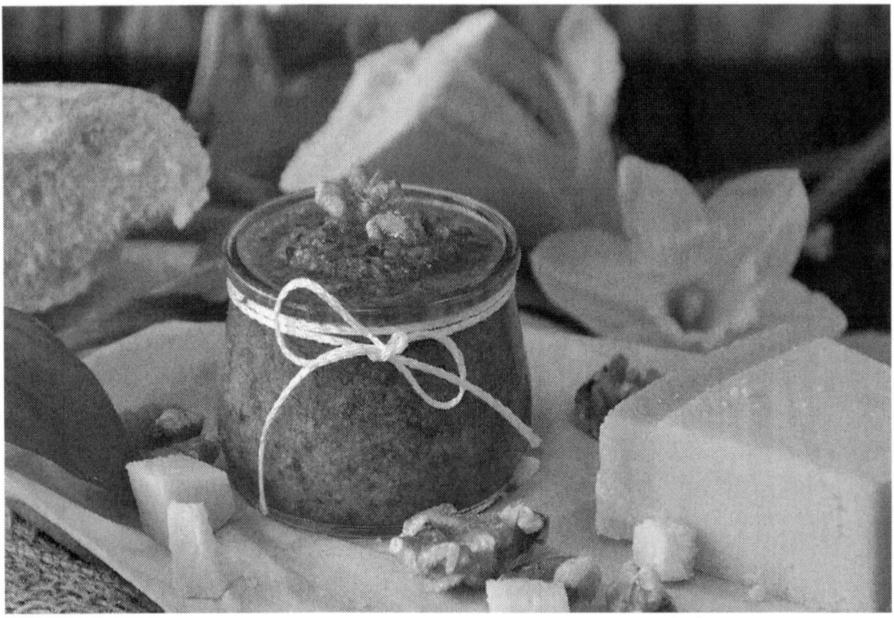

Avocado-Pesto

Dauer: 15 Minuten | **Schwierigkeit:** leicht

Zutaten für 4 Portionen

5 EL gehackte Mandeln | 1 Avocado | ½ Bd. Basilikum | 1 Bio-Zitrone | 1 Knoblauchzehe | 100 ml natives Olivenöl | 50 g geriebener Parmesan | Meersalz, Pfeffer

Zubereitung

1. In einer Pfanne die Mandeln ohne Fett rösten. Die Avocado halbieren, entkernen und das Fruchtfleisch auslösen und in eine Schüssel geben.
2. Das Basilikum waschen und die Blätter abzupfen. Die Zitronen heiß abspülen, die Schale abreiben und den Saft auspressen. Den Knoblauch schälen und würfeln.
3. Alle Zutaten in die Schüssel geben und mit dem Stabmixer pürieren.
4. Das Pesto in Gläser abfüllen und im Kühlschrank lagern.

Notizen____

Bärlauch-Pesto

Dauer: 10 Minuten | **Schwierigkeit:** leicht

Zutaten für 250 ml

50 g Bärlauch | 5 Walnüsse | 50 g Pecorino | 125 ml Olivenöl | 2 TL Meersalz

Zubereitung

1. Den Bärlauch waschen und fein hacken. Die Walnüsse im Mörser cremig zerkleinern. Den Pecorino raspeln.
2. Den Bärlauch zu den Nüssen in den Mörser geben und zerdrücken.
3. Dann alles mit Pecorino und Öl vermischen und mit Salz abschmecken.

Notizen____

Basilikum-Pesto

Dauer: 15 Minuten | **Schwierigkeit:** mittel

Zutaten

45 g Pinienkerne | 2 Knoblauchzehen | 3 Bd. Basilikum | ½ TL Meersalz | ¼ l Olivenöl | 50 g geriebener Parmesan

Zubereitung

1. In einer Pfanne ohne Fett die Pinienkerne goldbraun rösten, dann auf einem Teller auskühlen lassen.
2. Den Knoblauch schälen und hacken. Vom Basilikum etwa 75 g Blätter zupfen.
3. Den Basilikum, Salz und Knoblauch mit dem Stabmixer fein zerkleinern. Dann das Öl nach und nach zugeben und die Masse durchmixen. Die Kerne zugeben und auch zerkleinern.
4. Den Parmesan unterrühren und das Pesto in Gläser abfüllen.

Notizen

Kaffee-Pistazien-Pesto

Dauer: 10 Minuten | **Schwierigkeit:** leicht

Zutaten für 4 Portionen

1 Bio-Zitrone | 65 g Cashew-Kerne | 120 g geschälte Pistazien | 1 Knoblauchzehe | 3 EL Espresso-Bohnen | 65 g geriebener Parmesan | 125 ml Olivenöl | Meersalz | Pfeffer

Zubereitung

1. Die Zitrone heiß abspülen, etwa 1 EL Saft auspressen und 1 Streifen Schale abziehen. Den Knoblauch schälen und fein hacken.
2. Die Kerne und Pistazien in einer fettfreien Pfanne solange rösten, bis sie duften.
3. Dann alle Zutaten in einem Mixer geben und zerkleinern. Danach noch einmal abschmecken und ggf. noch etwas Öl zugeben.

Notizen____

Paprika-Aubergine-Pesto

Dauer: 20 Minuten | **Schwierigkeit:** mittel

Zutaten für 1 Portion

1 rote Paprikaschote | 1 Aubergine | 1 kleine Zwiebel | 1 Knoblauchzehe | 2 EL Olivenöl | 1 TL Oregano | 2 EL Tomatenmark | 1 TL edelsüßes Paprikapulver | Je 1 Prise Meersalz, Pfeffer

Zubereitung

1. Die Paprika und Aubergine waschen und in 1-2 cm große Würfel schneiden. Die Zwiebel und Knoblauch schälen und fein hacken.
2. In einer hohen Pfanne Zwiebeln und Knoblauch in etwas Öl glasig andünsten. Die Paprika- und Auberginenwürfel zugeben und noch etwas Öl zugeben. Dann braten, bis die Auberginen an Form verlieren.
3. Die Hitze reduzieren und Oregano, Paprikapulver und Tomatenmark dazugeben. Alles gut salzen und pfeffern.
4. Das Pesto noch einmal kurz pürieren und dann in Gläser abfüllen.

Notizen____

Rotes Pesto

Dauer: 10 Minuten | **Schwierigkeit:** leicht

Zutaten für 4 Portionen

2 Knoblauchzehen | 1 Bd. glatte Petersilie | 200 g getrocknete Tomaten in Öl | 100 g geriebener Parmesan | 4 EL natives Olivenöl | Pfeffer

Zubereitung

1. Den Knoblauch schälen und fein hacken. Die Petersilie waschen und die Blätter fein hacken. Die Tomaten in einem Sieb abtropfen lassen und 4-5 EL Öl auffangen.
2. Den Knoblauch, Petersilie und Tomaten im Mörser zerstoßen, in eine Schüssel umfüllen und dort mit Parmesan und dem Tomatenöl mixen. Dann mit Pfeffer würzen und in Gläser abfüllen.

Notizen____

Spinat-Ziegenkäse-Pesto

Dauer: 10 Minuten | **Schwierigkeit:** leicht

Zutaten für 2 Portionen

50 g frischer Spinat | 5 g Ziegenkäse | 1 Knoblauchzehe | 2 EL Olivenöl | 20 Bl. Basilikum | Meersalz | Pfeffer

Zubereitung

1. Den Spinat waschen und trocken schleudern. Den Ziegenkäse klein schneiden. Den Knoblauch schälen und klein schneiden.
2. Alle Zutaten in den Mixer oder ein hohes Gefäß geben und zu einem Pesto verarbeiten. Dann mit Salz und Pfeffer abschmecken.

Notizen____

Veganes Kräuterpesto

Dauer: 10 Minuten | **Schwierigkeit:** leicht

Zutaten für 250 ml

2 Knoblauchzehen | 15 g Basilikum | 10 g Lavendel | 15 g Oregano | 10 g Thymian | 20 g Pinienkerne | 125 ml Olivenöl | 1 TL Meersalz | 1 TL Pfeffer

Zubereitung

1. Den Knoblauch schälen und dann mit den Kräutern fein hacken.
2. Die Pinienkerne in einer fettfreien Pfanne kurz anrösten. Dann mit Kräutern und Knoblauch im Mörser zerstampfen.
3. Alle Zutaten in eine Schüssel geben und gut vermengen.

Notizen____

Walnuss-Rucola-Pesto

Dauer: 15 Minuten | **Schwierigkeit:** mittel

Zutaten für 2 Portionen

65 g Walnüsse | 100 g Rucola | 100 g Bergkäse | Meersalz | Pfeffer | 30 ml Erdnussöl | 10 ml Walnussöl

Zubereitung

1. Den Backofen auf 200°C vorheizen. Die Walnüsse auf einem Backblech etwa **5-6 Minuten** rösten und danach auf einem Teller auskühlen lassen.
2. Inzwischen den Rucola waschen und den Käse klein schneiden.
3. Die Walnüsse, Rucola und Käse im Blitzhacker oder mit dem Stabmixer zu einer Paste verarbeiten. Mit Salz und Pfeffer würzen und die Hälfte des Erdnussöls und das Walnussöl einrühren.
4. Das Pesto in Gläser füllen und mit dem übrigen Erdnussöl bedecken.

Notizen____

Wildkräuter-Pesto

Dauer: 10 Minuten | **Schwierigkeit:** leicht

Zutaten für 250 ml

50 g Wildkräuter – Giersch, Löwenzahn und Sauerampfer | 25 g Sonnenblumenkerne | 10 g Walnusskerne | 125 ml Oliven- oder Traubenkernöl | 2 TL Zitronensaft | 2 EL geriebener Parmesan | 1 TL Meersalz | 1 TL Pfeffer

Zubereitung

1. Die Kräuter waschen und klein hacken. Dann mit den Kernen in einem Mörser gründlich zerstampfen.
2. Die Masse in eine kleine Schüssel geben und Öl, Zitronensaft und Parmesan zugeben. Dann alles gründlich vermischen und salzen und pfeffern.

Notizen____________________________________

Pizza-Kleinigkeiten

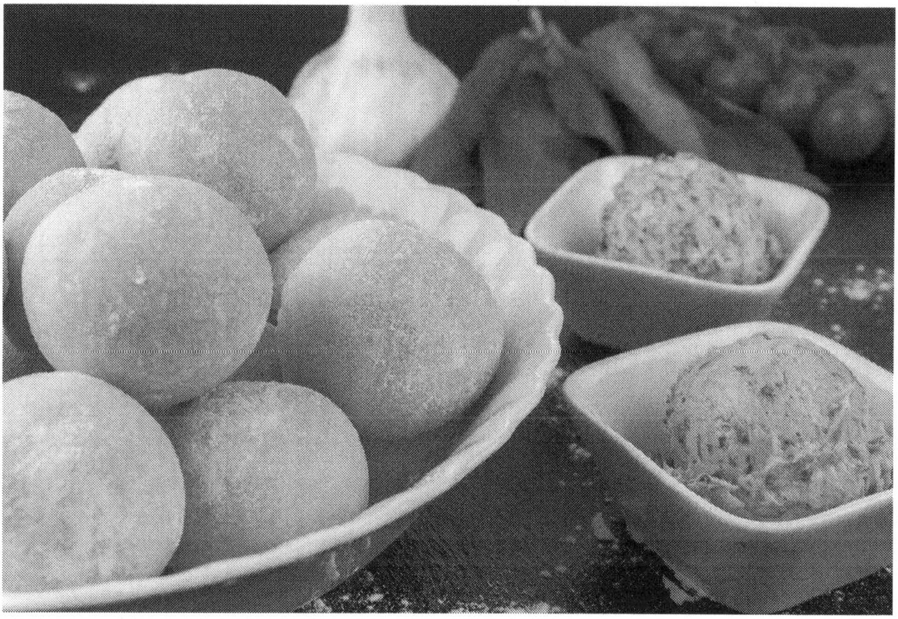

Badische Pizzen

Dauer: 60 Minuten | **Ruhezeit:** 40 Minuten | **Schwierigkeit:** mittel

Zutaten für 4 Portionen

300 ml lauwarme Milch | 20 g frische Hefe | 500 g Mehl | 5 g Meersalz | ½ TL Zucker | 3 EL Olivenöl | 2 Zwiebeln | 200 g Schinkenwürfel | 2 Becher Schmand | 120 g geriebener Käse | TK-Lräuter | Meersalz, Pfeffer

Zubereitung

1. In der Milch die Hefe auflösen. Das Mehl in einer Schüssel mit Salz, Zucker und Öl vermischen. Dann die Milch zugeben und einen glatten Teig verkneten. Den Teig etwa **20-30 Minuten** gehen lassen.
2. Den Pizzastein auf 240°C vorheizen.
3. In der Zwischenzeit die Zwiebeln schälen und grob würfeln. Dann mit Schinken, Schmand und Käse vermengen. Nach Belieben mit Kräutern, Salz und Pfeffer würzen.
4. Den Teig nun vierteln und zu Kugeln formen. Dann auf einer bemehlten Fläche ausrollen und weitere **10 Minuten** ruhen lassen.
5. Danach den Belag auf den Teiglingen verteilen und dann auf den Pizzastein legen.
6. Nun etwa **4-6 Minuten** auf dem Pizzastein backen.

Notizen____

Blätterteig-Snack mit Spinatfüllung

Dauer: 30 Minuten | **Schwierigkeit:** mittel

Zutaten für 4 Stück

1 Rolle Blätterteig | 150 g TK-Blattspinat | 1 Knoblauchzehe | 3 EL Schmand | 3 EL Frischkäse | 6 EL geriebener Emmentaler | Muskat, Meersalz, Pfeffer | ½ EL Pizzagewürz | 1 Bio-Ei | Sesam

Zubereitung

1. Den Blätterteig auf einer bemehlten Fläche ausrollen und in 6 Rechtecke schneiden.
2. Den Blattspinat in einem Sieb auftauen lassen und dann gut ausdrücken. Etwa ½ TL Muskat hineinreiben.
3. Den Pizzastein im Ofen auf 190°C Umluft aufheizen.
4. Den Knoblauch schälen und pressen. Das Ei verquirlen.
5. Den Schmand mit Frischkäse, Pizzagewürz und Knoblauch vermischen und salzen und pfeffern. Dann den Spinat zugeben und gut vermengen. Von der Mischung 1-2 EL auf jedes Teigstück setzen und 1 EL Emmentaler darauf geben.
6. Die Ecken hochklappen und die oberen Flächen mit Eigelb bestreichen und mit Sesam bestreuen.
7. Die Teiglinge auf den Pizzastein setzen und etwa **15 Minuten** backen.

Notizen____

____

____

Blätterteig-Windräder

Dauer: 30 Minuten | **Schwierigkeit:** mittel

Zutaten für 4 Stück

½ Bio-Zitrone | ½ Vanilleschote | ½ Pck. Frischkäse | 15 g Zucker | ½ Pck. Blätterteig | 4 TL Waldfrucht-Konfitüre | 1 Ei | Heidelbeeren

Zubereitung

1. Den Pizzastein im Backofen oder Grill vorheizen. Die Zitrone heiß abwaschen, die Schale abreiben und den Saft auspressen. Die Vanilleschote aufschlitzen und das Mark herauskratzen.
2. Den Frischkäse mit Zucker, Zitronenabrieb, Zitronensaft und Vanillemark gut vermengen.
3. Den Blätterteig auf einer bemehlten Fläche ausrollen und in 4 Quadrate teilen. Mittig jeweils einen Klecks Frischkäse und Konfitüre setzen.
4. Die Quadrate mit einem scharfen Messer von den Ecken zur Mitte einschneiden. Dann jede zweite Ecke nach innen einschlagen und obendrauf etwas Konfitüre und Blaubeeren verteilen.
5. Das Ei verquirlen und damit die Teiglinge einpinseln.
6. Auf dem Pizzastein bei etwa 220°C **15 Minuten** backen.

Notizen____

Kartoffel-Brötchen

Dauer: 2 ½ Stunden | **Ruhezeit:** ca. 2 Stunden | **Schwierigkeit:** mittel

Zutaten für 6 Brötchen

300 g festkochende Kartoffeln | 1 Würfel frische Hefe | ½ l lauwarmes Wasser | Etwas Zucker | 1 kg Mehl | Meersalz

Zubereitung

1. Die Kartoffeln in Salzwasser garkochen. Danach schälen und zerstampfen.
2. Inzwischen die Hefe und den Zucker im Wasser auflösen und etwa 50 g Mehl einrühren. Dann etwa **20-30 Minuten** ruhen lassen.
3. Das übrige Mehl, die Kartoffeln und etwas Salz einrühren und einen glatten Teig rühren. Den Teig etwa **60 Minuten** ruhen lassen.
4. Aus dem Teig 6 Brötchen formen und abgedeckt **15 Minuten** ruhen lassen.
5. Den Pizzastein auf 180°C aufheizen.
6. Die Brötchen auf den Pizzastein setzen und **15-20 Minuten** backen.

Notizen____

Leckere Pizzabrötchen

Dauer: 20 Minuten | **Schwierigkeit:** leicht

Zutaten für 4 Portionen

3 rote Paprika | ½ Zwiebel | 1 Knoblauchzehe | 500 g gekochter Schinken | 500 g Salami | Meersalz, Pfeffer | 1 Schuss Maggie | Je 1 Prise Basilikum, Chilipulver, Oregano | 2 Becher Sauerrahm | 8 Schb. Weißbrot | 200 g geriebener Käse

Zubereitung

1. Die Paprika waschen und klein würfeln. Die Zwiebel und den Knoblauch schälen und sehr klein würfeln. Nun Schinken und Salami auch in kleine Würfel schneiden.
2. Alles in einer großen Schüssel mit dem Sauerrahm verrühren und mit Salz, Pfeffer, Maggie, Chili und Kräutern würzen.
3. Den Pizzastein im Ofen auf 200°C aufheizen.
4. Die Masse nun auf den Brotscheiben verteilen und mit dem Käse bestreuen.
5. Dann im Ofen etwa **3-5 Minuten** backen.

Notizen

Mini-Calzone mit 2 Füllungen

Dauer: 60 Minuten | **Ruhezeit:** 30-40 Minuten | **Schwierigkeit:** mittel

Zutaten für 15 Stück

Füllung 1: 1000 g Mehl | 550 ml lauwarmes Wasser | 1 Würfel frische Hefe | 50 ml Olivenöl | 2 TL Meersalz

Füllung 2: 200 g Kochschinken | 1 Paprikaschote | 100 g geriebener Käse | 1 Ds. Mais | 100 g Salami | Meersalz, Pizzagewürz | 2 Eiweiße | 2 Eigelbe | 200 g geriebener Käse

Zubereitung

1. In einer Schüssel das Mehl mit Wasser, Hefe, Öl und Salz zu einem homogenen Teig kneten. Den Teig abgedeckt etwa **30-40 Minuten** an einem warmen Ort gehen lassen.
2. Inzwischen den Thunfisch abtropfen lasse und dann zerpflücken. Die Zwiebel schälen und fein würfeln. Den Kochschinken in Würfel schneiden. Die Paprika waschen und würfeln. Den Mais abtropfen lassen. Die Salami würfeln.
3. Die einzelnen Füllungen in verschiedenen Schüsseln mischen und würzen. Die Eigelbe salzen und verquirlen.
4. Den Backofen mit dem Pizzastein auf 225°C vorheizen.
5. Nun den Teig auf einer bemehlten Arbeitsfläche ausrollen und etwa 15 cm große Kreise ausstechen. Die Ränder mit dem Eiweiß bestreichen und auf jeden Kreis etwa 2-3 EL Füllung geben. Dann zuklappen und die Ränder festdrücken. Dann auf den Pizzastein legen, mit etwas Eigelb bepinseln und mit Käse bestreuen.
6. Nacheinander etwa **6-8 Minuten** auf dem Pizzastein backen.

Panzerotti mit drei Füllungen

Dauer: ca. 100 Minuten | **Ruhezeit:** 1-2 Stunden | **Schwierigkeit:** mittel

Zutaten

Zutaten: 300 ml lauwarmes Wasser | 250 g Mehl Tipo00 | 250 g Weizenmehl Type 550 | 21 g frische Hefe | 2 EL Olivenöl | Meersalz | ½ TL Zucker

Füllung 1: ½ Gl. rotes Pesto | 125 g Mozzarella

Füllung 2: 1 Schalotte | 200 g frischer Spinat | 80 g Ricotta | Meersalz, Pfeffer, Muskat

Füllung 3: 150 g grobe Bratwurst | 1 Chilischote | Meersalz, Pfeffer | 1 EL Tomatenmark

Zubereitung

1. Den Mozzarella unter kaltem Wasser abspülen, trockentupfen und klein würfeln. Den Spinat waschen und trockenschleudern. Die Bratwürste aufschneiden und das Brät herauslöffeln. Die Schalotte schälen und fein hacken. Die Chilischote in feine Ringe schneiden.
2. Die Mehle in eine große Schüssel sieben und gut vermischen. In die Mitte eine Mulde drücken. Im Wasser nun Zucker und Hefe auflösen und die Mischung solange gehen lassen, bis sich Bläschen bilden. Dann in die Mulde gießen und gut verrühren. Nun Salz und nach und nach das Öl zugeben und alles zu einem geschmeidigen Teig verkneten.
3. Aus den Teig nun mehrere Kugeln formen und diese abgedeckt an einem warmen Ort etwa **1-2 Stunden** gehen lassen.
4. Den Pizzastein im Backofen auf große Hitze vorheizen.
5. Den Mozzarella in einer kleinen Schüssel mit dem Pesto verrühren.

6. In einer Pfanne etwas Öl erhitzen und die Schalotte glasig anbraten. Den Spinat zugeben und mit Deckel kurz dämpfen. Dann mit den Gewürzen abschmecken und den Ricotta unterheben.
7. Etwas Öl in eine andere Pfanne geben und das Wurstbrät scharf anbraten. Dann Chili, Tomatenmark und etwas Wasser zugeben und **3-5 Minuten** köcheln lassen.
8. Die Teigkugeln auf einer bemehlten Fläche flach drücken und zu Fladen von etwa 10 cm Durchmesser formen. Darauf je 1-2 EL Füllung auf eine Seite geben und die andere überklappen. Die Ränder festdrücken, so dass sie gut verschlossen sind.
9. Die Panzerotti auf den Pizzastein legen und **4-6 Minuten** backen. Das solange wiederholen, bis alle Teiglinge gebacken sind.

Notizen

Pizza-Dogs

Dauer: 15 Minuten | **Schwierigkeit:** leicht

Zutaten für 4 Stück

4 Hot-Dog-Brötchen | 4 Hot-Dog-Würstchen | 125 g Schnittkäse nach Wahl | Selbstgemachte Pizzasoße | 75 g geriebener Käse | 80 g Salami in Scheiben

Zubereitung

1. Den Pizzastein auf 250°C vorheizen.
2. Die Brötchen und die Würstchen längs aufschneiden, jedoch nicht durchschneiden.
3. Den Käse in schmale, lange Streifen schneiden und je einen in die Würstchen stecken. Nun das Würstchen ins Brötchen legen und die Pizzasoße darauf streichen. Darüber zuerst den Käse streuen und dann Salami auflegen.
4. Die Brötchen auf dem Pizzastein etwa **5-6 Minuten** backen.

Notizen____

Pizzastangen

Dauer: 45 Minuten | **Ruhezeit:** 20-30 Minuten | **Schwierigkeit:** mittel

Zutaten für 10 Stück

750 ml Milch | 1 Würfel frische Hefe | 1 kg Mehl | 2 TL Meersalz | 1 EL Olivenöl | 200 g Schinken | 6 kleine Tomaten | 50 ml Ketchup | 50 ml Tomatenmark | 1 Prise Pizzagewürz | 80 g geriebener Käse

Zubereitung

1. Den Pizzastein im Backofen auf 200°C aufheizen.
2. In der Milch die Hefe auflösen und dann Mit Mehl, Salz und Öl zu einem Teig verkneten. Dann abgedeckt etwa **20-30 Minuten** gehen lassen.
3. Den Schinken sehr fein schneiden. Die Tomaten waschen und pürieren.
4. Den Teig vierteln und einzeln auf einer bemehlten Fläche ausrollen. Nun Dreiecke ausschneiden und daraus Pizzastangen formen.
5. In einer Schüssel nun Schinken, Tomatenpüree, Ketchup, Tomatenmark und Pizzagewürz gut verrühren. Damit die Pizzastangen bestreichen und mit Käse bestreuen.
6. Nun im Ofen etwa **4-6 Minuten** backen.

Notizen____

Würzige Brötchen

Dauer: 35 Minuten | **Ruhezeit:** ca. 2 Stunden | **Schwierigkeit:** mittel

Zutaten für 6 Brötchen

2 EL Essig | 1 TL flüssiger Honig | 1 Würfel frische Hefe | 500 g Weizenmehl | 1 EL Meersalz | 1 Pck. Sauerteig | 175 ml Wasser | 2 EL Olivenöl | 1 EL Brotgewürz

Zubereitung

1. In einer Tasse Essig und Honig vermischen und die Hefe einbröseln. Ggf. noch etwas warmes Wasser zugeben. Die Mischung etwa **15-20 Minuten** zur Seite stellen.
2. Inzwischen Mehl und Salz vermischen, in die Mitte eine Mulde drücken und das Hefegemisch hineingeben. Dann nochmal **10-15 Minuten** ruhen lassen.
3. Den Pizzastein auf einem Bachblech auf maximaler Temperatur im Ofen aufheizen.
4. Nun nach und nach den Sauerteig, das Öl und das Brotgewürz zugeben und alles gut verrühren. Nun solange Wasser einrühren, bis sich der Teig vom Schüsselrand löst.
5. Den Teig auf einer bemehlten Fläche nochmal durchkneten. Dann in der Schüssel abgedeckt etwa **2 Stunden** gehen lassen.
6. Danach den Teig in sechs Stücke teilen und ähnlich Baguettes formen. Dann wieder auf die Arbeitsfläche legen.
7. Etwa ½ l Wasser aufkochen. Nun die Brötchen mit warmem Wasser einpinseln und auf den Pizzastein legen. Ungefähr 3 große Schlucke Wasser auf das Blech gießen und dann die Brötchen etwa **10 Minuten** backen.

Pizzarezepte für den Pizzastein

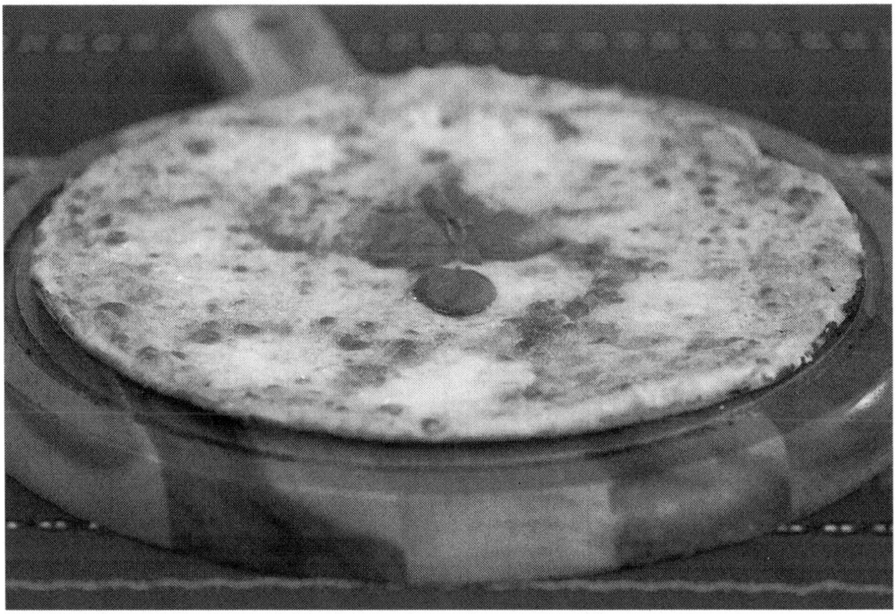

Auberginen-Calzone

Dauer: 50 Minuten | **Ruhezeit:** 30 Minuten | **Schwierigkeit:** mittel

Zutaten für 2 Pizzen

½ TL Trockenhefe | 150 ml lauwarmes Wasser | 230 g Mehl | 1 Prise Zucker | 1 TL Meersalz | 4 EL Olivenöl | 2 Auberginen | 3 Schalotten | 1 Knoblauchzehe | 50 g getrocknete Tomaten in Öl | 2 TL frischer Thymian | 100 g Mozzarella | Meersalz, Pfeffer | 2 EL geriebener Parmesan

Zubereitung

1. Die Hefe in das Wasser einrühren und dann etwa **10 Minuten** stehen lassen.
2. Inzwischen das Mehl mit Zucker und Salz in einer Schüssel vermischen. Dann das Hefewasser und Öl zugeben und zu einem glatten Teig kneten. Etwa **30 Minuten** gehen lassen.
3. Den Pizzastein im Backofen bei 220°C anheizen.
4. Das Gemüse und die Kräuter waschen. Die Auberginen in Würfel schneiden. Die Schalotten und Knoblauch schälen und fein würfeln. Die Tomaten ebenfalls würfeln. Den Thymian fein hacken. Den Mozzarella in feine Würfel schneiden.
5. In einem Topf 1 EL Öl erhitzen und die Schalotten andünsten. Nun Auberginen, Knoblauch, Tomaten und Thymian zugeben und alles salzen und pfeffern. Dann etwa **5 Minuten** garen, bis die Auberginen weich sind.
6. In der Zwischenzeit den Teig halbieren und jedes Stück zu Kreisen von etwa 20 cm ausrollen. Auf den Teighälften nun den Auberginenmix verteilen, dabei einen Rand von 2-3 cm lassen. Dann mit Mozzarella bestreuen.
7. Die Teigränder mit etwas Wasser befeuchten und dann zusammenklappen. Die Ränder fest andrücken. Die Calzone mit dem übrigen Öl bestreichen und oben jeweils ein kleines Loch einstechen.
8. Dann auf dem Pizzastein etwa **5-7 Minuten** backen. Vor dem Servieren mit Parmesan bestreuen.

BBQ-Pizza

Dauer: 1 ½ Stunden | **Ruhezeit:** 1 Stunde | **Schwierigkeit:** mittel

Zutaten für 4 Pizzen

500 g Mehl | 150 ml Bier | 1 Pck. Trockenhefe | 10 g Schweineschmalz | 1 EL Olivenöl | Meersalz, schwarzer Pfeffer | 1 rote Zwiebel | 3 Frühlingszwiebeln | 250 g Cherrytomaten | Creme fraiche | BBQ-Sauce | 500 g Pulled Pork | 250 g geriebener Gouda

Zubereitung

1. Den Pizzastein auf dem Grill oder im Backofen auf 240°C vorheizen.
2. Aus Mehl, Bier, Hefe, Schmalz, Öl, Salz und Pfeffer einen glatten Teig kneten und dann etwa **1 Stunden** zugedeckt ruhen lassen.
3. In der Zwischenzeit die Zwiebel schälen und mit dem Frühlingszwiebeln in Streifen schneiden. Die Tomaten waschen und halbieren. Aus Creme fraiche und BBQ-Sauce eine glatte Sauce rühren.
4. Den Teig vierteln und zu dünnen Pizzen ausrollen. Mit der Sauce bestreichen und dann Pulled Pork, Zwiebeln, Frühlingszwiebeln und Tomaten darauf verteilen. Dann mit dem Käse bestreuen.
5. Die Pizzen nun etwa **5-7 Minuten** backen.

Notizen______________________________

Bergsteiger-Pizza

Dauer: 55 Minuten | **Ruhezeit:** 30 Minuten | **Schwierigkeit:** mittel

Zutaten für 1 Pizza

½ Würfel frische Hefe | 150 ml lauwarmes Wasser | 150 g Roggenmehl – Type 1150 | 150 g Weizenmehl – Type 1050 | 1 TL Meersalz | 1 Prise Zucker | 150 g Appenzeller Käse | 150 g roher Schinken | 3 Lauchzwiebeln | 120 g Frischkäse | 50 g süße Sahne | 1 EL Schnittlauch

Zubereitung

1. Die Hefe und den Zucker im Wasser auflösen. Die Mehle mit Salz vermischen. Dann alles in einer Schüssel zu einem glatten Teig verkneten. Dann abgedeckt etwa **30 Minuten** gehen lassen.
2. Den Pizzastein im Backofen auf 220°C vorheizen.
3. In der Zwischenzeit den Käse und Schinken klein würfeln. Die Lauchzwiebeln waschen und in Streifen schneiden. Den Frischkäse mit Sahne und Schnittlauch verrühren und abschmecken.
4. Den Teig auf einer bemehlten Fläche zu einer Pizza ausrollen. Den Frischkäse auf die Pizza streichen und Käse und Schinken darauf verteilen.
5. Die Pizza auf den Pizzastein legen und etwa **5-7 Minuten** backen.
6. Vor dem Servieren noch die Lauchzwiebeln darüber streuen.

Notizen____

Blätterteig-Pizza

Dauer: 25 Minuten | **Schwierigkeit:** leicht

Zutaten für 1 Pizza

300 g Cherrytomaten | 6 Stiele Thymian | 1 Pck. Blätterteig | 65 g Creme fraiche | 1 Rolle Ziegenfrischkäse | 3 EL flüssiger Honig | Meersalz, Pfeffer

Zubereitung

1. Den Pizzastein im Backofen auf 240°C vorheizen.
2. Den Thymian waschen und die Blätter abzupfen. Den Blätterteig auf einer Arbeitsfläche zur Größe des Pizzasteins ausrollen, dann mit der Creme fraiche bestreichen und den Thymian darüber streuen. Nun salzen und pfeffern. Den Ziegenkäse über den Teig zerrupfen.
3. Den Blätterteig auf den Pizzastein legen und **1-2 Minuten** backen, dann den Honig darüber träufeln und weitere **3-4 Minuten** backen.

Notizen______________________________

____

____

Bunte Pizza

Dauer: 4 ½ Stunden | **Ruhezeit:** ca. 4 Stunden | **Schwierigkeit:** mittel

Zutaten für 4 Pizzen

350 ml warmes Wasser | 1 Würfel frische Hefe | 350 g Dinkelmehl – Type 630 | 200 g Dinkel | 3 TL Meersalz | 200 g frische Champignons | 200 g Kochschinken | 16 Kugeln Mozzarella | 200 g geriebener Emmentaler | 8 EL selbstgemachtes Pesto | 4 HV Rucola | 12 Stck. Kieler Sprotten

Zubereitung

1. Die Hefe in das Wasser bröckeln und etwa **3 Minuten** unter Rühren auflösen. Den Dinkel in der Küchenmaschine fein mahlen und dann mit dem Mehl zum Hefewasser geben. Dann einen geschmeidigen Teig kneten lassen. Den Teig etwa **3-4 Stunden** an einem warmen Ort abgedeckt gehen lassen. Dann vierteln und zu Kugeln formen. Diese nochmal **30 Minuten** gehen lassen.
2. Die Champignons putzen und in dünne Scheiben schneiden. Den Schinken in Streifen schneiden. Den Mozzarella halbieren. Den Rucola waschen und trockenschleudern.
3. Den Backofen auf 250°C vorheizen und den Pizzastein **15-20 Minuten** aufheizen lassen.
4. Den Teig zu dünnen Pizzen ausrollen, dann mit dem Pesto bestreichen, dabei einen Rand von 1 cm frei lassen. Nun mit Emmentaler, Schinken, Pilzen und Mozzarella belegen.
5. Die Pizzen nacheinander auf dem Pizzastein **10-12 Minuten** backen, dann herausnehmen, etwas abkühlen lassen und mit Rucola und Fischen belegen.

Notizen____

____

Calzone Spinaci

Dauer: 1 ½ Stunden | **Ruhezeit:** 1 Stunde | **Schwierigkeit:** mittel

Zutaten für 4 Pizzen

900 g TK-Blattspinat | 300 ml warmes Wasser | 1 Würfel frische Hefe | 1 TL Zucker | 500 g Mehl | 1 TL Meersalz | 4 EL natives Olivenöl | 2 Zwiebeln | 2 Knoblauchzehen | 400 g gekochter Schinken | 100 g Pecorino | 3 EL Frischkäse | Meersalz, Pfeffer, Muskat

Zubereitung

1. Den Spinat in einem Sieb auftauen lassen.
2. In das Wasser die Hefe einbröseln, dann Zucker zugeben und gut verrühren. Das Mehl in eine große Schüssel geben und das Hefewasser, Salz und Öl zugeben und alles zu einem geschmeidigen Teig kneten. Den Teig an einem warmen Ort zugedeckt etwa **60 Minuten** gehen lassen.
3. Inzwischen Zwiebeln und Knoblauch schälen. Die Zwiebeln fein hacken und in einer Pfanne mit etwas Öl glasig andünsten. Den Spinat ausdrücken und in die Pfanne geben. Dann den Knoblauch dazu pressen.
4. Den Kochschinken in kleine Würfel schneiden. Den Pecorino fein reiben. Nun Schinken, Käse und Frischkäse unter den Spinat rühren. Dann alles gut abschmecken.
5. Den Backofen mit dem Pizzastein auf 220°C vorheizen.
6. Den Teig auf einer bemehlten Fläche noch einmal durchkneten, dann vierteln. Nun jedes Stück kreisrund ausrollen und eine Hälfte mit der Füllung belegen, dabei den Rand freilassen. Die freie Hälfte überklappen und die Ränder festdrücken.
7. Die Pizzen nacheinander auf den Pizzastein legen und etwa **6-8 Minuten** backen.

Döner-Calzone

Dauer: 1 ½ Stunden | **Ruhezeit:** 1 Stunde | **Schwierigkeit:** mittel

Zutaten für 4 Pizzen

300 ml lauwarmes Wasser | 1 Würfel frische Hefe | 600 g Weizenmehl | 2 TL Zucker | 3 TL Meersalz | 5 EL Olivenöl | 750 g Hähnchenbrustfilet | 2 EL Gyrosgewürz | 2 Zwiebeln | 250 g Tsatsiki | 300 g Krautsalat | 250 g Schafskäse | 2 EL Milch | 1 Eigelb | 80 g geriebener Käse

Zubereitung

1. Im Wasser die Hefe auflösen und dann mit Mehl, Zucker, Salz und Öl zu einem glatten Teig kneten. Diesen an einem warmen Ort abgedeckt etwa **1 Stunden** gehen lassen.
2. Den Pizzastein im Backofen bei 220°C vorheizen.
3. Inzwischen das Fleisch in feine Streifen schneiden und mit dem Gyrosgewürz vermischen. Dann in einer Pfanne mit 2 EL Öl unter Rühren etwa **5 Minuten** braten. Danach etwas abkühlen lassen. Den Schafskäse zerbröseln und mit Tsatsiki, Krautsalat und Fleisch gut vermengen.
4. Den Teig nun vierteln und auf einer bemehlten Arbeitsfläche kreis rund ausrollen. Die Füllung darauf verteilen, dabei die Ränder frei lassen. Nun jedes Teigstück zu einer Tasche formen und die Ränder gut zudrücken.
5. Die Milch mit dem Eigelb verquirlen und die Pizzen damit bestreichen. Dann auf dem Pizzastein etwa **5-7 Minuten** goldbraun backen.

Notizen______________________________

Elsässer Flammkuchen

Dauer: 40 Minuten | **Ruhezeit:** ca. 20 Minuten | **Schwierigkeit:** schwer

Zutaten für 2 Stücke

200 g Weizenmehl – Type 405 | 120 ml lauwarmes Wasser | 1 kleine Zwiebel | Schnittlauch | 175 g Schinkenwürfel | 250 g Creme fraiche | Meersalz, Pfeffer, Muskat

Zubereitung

1. Das Mehl mit Wasser und 1 Prise Salz verkneten und dann etwa **15-20 Minuten** zugedeckt ruhen lassen.
2. Die Zwiebel schälen und in Ringe schneiden. Den Schnittlauch waschen und klein schneiden.
3. Den Creme fraiche mit den Gewürzen vermischen.
4. Den Pizzastein auf 250°C im Backofen oder auf dem Grill vorheizen.
5. Auf einer bemehlten Arbeitsfläche den Teig zu einem etwa 35 cm großen Kreis dünn ausrollen.
6. Die Creme fraiche auf dem Teig verstreichen und dann Schinken und Zwiebeln verteilen.
7. Den Flammkuchen etwa **7-9 Minuten** backen. Vor dem Servieren mit Schnittlauch bestreuen.

Notizen____

Fixe Calzone

Dauer: 25 Minuten | **Schwierigkeit:** mittel

Zutaten für 2 Pizzen

500 g Mehl | 275 ml lauwarmes Wasser | 1 Würfel frische Hefe | 4 EL natives Olivenöl | 1 Ds. passierte Tomaten | Basilikum, Oregano, Thymian | 150 g Schinken | 150 g Salami | 1 Gl. Champignons | 200 g geriebener Käse | Meersalz, Pfeffer

Zubereitung

1. Den Backofen mit dem Pizzastein auf 250°C vorheizen. Ein Backblech mit Backpapier auslegen.
2. Aus Mehl, Wasser, Hefe und Olivenöl einen geschmeidigen Teig kneten. Den Teig halbieren und kreisrund auf dem Blech ausrollen.
3. In einer Schüssel die Tomaten mit den Kräutern und Salz und Pfeffer würzen und nach Geschmack noch Knoblauch- oder Zwiebelpulver zugeben.
4. Die Soße auf den Teigen verteilen, dabei 2 EL zur Seite stellen.
5. Die Teige mit Schinken, Salami, Pilzen und Käse belegen. Dann mit dem Backpapier zuklappen und die Ränder zudrücken.
6. Etwas Soße darüber streichen und im Backofen auf dem Pizzastein **7-10 Minuten** goldbraun ausbacken.

Notizen____

Fladenbrot Napoli

Dauer: 30 Minuten | **Schwierigkeit:** mittel

Zutaten für 1 Fladenbrot

350 g kleine Strauchtomaten | 1 Knoblauchzehe | 3 Stängel Basilikum | 40 g Rauke | 40 g Parmesan | 1 Kugel Mozzarella | 1 Fladenbrot | 1 TL getrockneter Oregano | 4 EL Olivenöl | 2 EL Balsamico | Meersalz, Pfeffer

Zubereitung

1. Die Tomaten waschen und in Scheiben schneiden. Den Knoblauch schälen und fein hacken. Das Basilikum waschen und die Blätter abzupfen. Die Rauke waschen. Den Parmesan in dünne Scheiben hobeln. Den Mozzarella halbieren und in sehr dünne Scheiben schneiden. Das Fladenbrot waagerecht halbieren.
2. Den Pizzastein auf 250°C vorheizen. Ein Backblech mit Backpapier belegen.
3. Den Knoblauch mit Oregano und Öl verrühren. Die Fladenbrothälften mit den Schnittflächen nach oben auf das Blech legen und mit der Hälfte des Knoblauchöls bestreichen. Dann mit Tomaten und Mozzarella belegen.
4. Die Fladen auf dem Pizzastein etwa **4-5 Minuten** backen. Herausnehmen, salzen und pfeffern. Nun mit Basilikum, Rauke und Parmesan bestreuen und mit Essig beträufeln. Dann sofort servieren.

Notizen____

Focaccia mit Gemüse

Dauer: 1 ½ Stunden | **Ruhezeit:** 75 Minuten | **Schwierigkeit:** mittel

Zutaten für 1 Stück

600 ml lauwarmes Wasser | 30 g Hefe | 1 kg Mehl | 4 g flüssiger Honig | 4 g Meersalz | 5 EL Olivenöl | 5 g Kapern | 5 Anchovis in Öl | 1 HV schwarze und grüne Oliven | 15 Kirschtomaten | Frisches Basilikum

Zubereitung

1. In 300 ml Wasser die Hefe und den Honig auflösen.
2. In einer Schüssel Mehl und Salz vermischen, dann eine Kuhle in die Mitte drücken und das Hefewasser hineingießen. Das übrige Wasser zugeben und alles zu einem glatten Teig verkneten. Den Teig etwa **60 Minuten** gehen lassen.
3. Den Pizzastein im Backofen auf 240°C vorheizen.
4. Danach den Teig erneut durchkneten und auf einem Backblech in Größe des Pizzasteines auslegen. Dann nochmal **15 Minuten** gehen lassen.
5. Inzwischen die Oliven entsteinen. Die Tomaten blanchieren und häuten. Dann in einer Schüssel mit dem Öl vermischen und salzen und pfeffern. Etas vom Basilikum dazugeben.
6. Den Teig mit Tomaten, Anchovis, Kapern, Oliven und Basilikum belegen.
7. Die Focaccia auf den Pizzastein legen und **6-8 Minuten** backen, bis der Rand goldbraun ist.

Notizen____

Gefüllte Focaccia

Dauer: 25 Minuten | **Schwierigkeit:** leicht

Zutaten für 1 Focaccia

250 g Dinkelmehl | 250 g Weizenmehl | 2 Pck. Trockenhefe | 160 ml warmes Wasser | 160 ml trockener Weißwein | 20 g Meersalz | Weißer Pfeffer | Chiliflocken | 5 EL passierte Tomaten | 75 g geriebener Emmentaler | 8 große Blatt Basilikum | 1 Fleischtomate | 2 EL natives Olivenöl

Zubereitung

1. Den Pizzastein im Ofen bei 200°C aufheizen.
2. Das Mehl und die Hefe in einer Schüssel gut vermischen. Dann Wasser, Wein und Salz zugeben und alles zu einem Teig verkneten. An einem warmen Ort abgedeckt gehen lassen, bis das Volumen verdoppelt ist.
3. Den Teig auf einer bemehlten Fläche zu einem Rechteck ausrollen. Die passierten Tomaten mit Salz und Pfeffer würzen und in die Mitte des Fladens geben. Die Basilikumblätter auf einer Hälfte des Teiges verteilen und dann mit dem Käse bestreuen. Nun die freie Hälfte des Teiges überklappen und die Ränder andrücken. Die Oberfläche mit Öl einstreichen.
4. Die Tomate in dicke Scheiben schneiden und auf den Teig drücken.
5. Die Focaccia nun etwa **5-7 Minuten** backen.

Notizen ______________________________

____

____

Herbstliche Pizza

Dauer: 75 Minuten | **Ruhezeit:** 50 Minuten | **Schwierigkeit:** mittel

Zutaten für 3 Pizzen

¼ l lauwarmes Wasser | 1 Würfel frische Hefe | 1 TL flüssiger Honig | 500 g Mehl | 2 EL natives Olivenöl | ½ TL Meersalz | 120 g Schmand | 1 Birne | 1 Stange Porree | 65 g Salami | 200 g Camembert | Meersalz, Pfeffer

Zubereitung

1. Im Wasser die Hefe und den Honig auflösen, dann **10 Minuten** stehen lassen.
2. Das Mehl in eine Schüssel geben und mittig eine Mulde eindrücken. Da hinein das Hefewasser, Öl und Salz geben und zu einem glatten Teig kneten. Dann **30-40 Minuten** an einem warmen Ort ruhen lassen.
3. Den Pizzastein im Backofen oder auf dem Grill auf 250°C anheizen.
4. Den Teig halbieren und zu zwei Pizzen ausrollen. Den Schmand darauf streichen. Die Birne schälen und vierteln. Dann entkernen und in Dünne Spalten schneiden. Damit die Pizzen belegen.
5. Die Pizzen im Ofen nun **3-4 Minuten** backen.
6. Inzwischen den Porree in Ringe schneiden. Den Camembert in Scheiben schneiden.
7. Die Pizzen herausnehmen und mit Porree, Salami und Camembert belegen. Nun salzen und pfeffern und nochmal für **3-4 Minuten** backen.

Notizen____

Honig-Mandel-Focaccia

Dauer: 65 Minuten | **Ruhezeit:** ca. 50 Minuten | **Schwierigkeit:**

Zutaten für 1 Focaccia

150 ml lauwarmes Wasser | 21 g frische Hefe | 250 g Mehl | 1 TL Meersalz | 60 g Butter | 2 EL flüssiger Honig | 50 g gehackte Mandeln

Zubereitung

1. Im Wasser zunächst die Hefe auflösen, dann Mehl und Salz zugeben und zu einem glatten Teig verkneten. Dann abgedeckt etwa **20-40 Minuten** an einem warmen Ort gehen lassen.
2. Den Pizzastein im Ofen auf 230°C vorheizen.
3. Den Teig auf einer bemehlten Fläche ausrollen und nochmal **10-20 Minuten** ruhen lassen.
4. In einem Topf die Butter mit dem Honig schmelzen.
5. In den Teig nun kleine Mulden drücken und die Honigmischung hineingeben. Dann mit Mandeln bestreuen.
6. Nun auf dem Pizzastein **4-5 Minuten** backen.

Notizen____

Knoblauch-Pizza

Dauer: 60 Minuten | **Ruhezeit:** 40-50 Minuten | **Schwierigkeit:** mittel

Zutaten für 1 Pizza

175 ml lauwarmes Wasser | 1 Pck. Trockenhefe | 300 g Mehl | 1 TL Meersalz | 8 Knoblauchzehen | 3 Chilischoten | 2 Kugeln Mozzarella | 2 TL getrockneter Oregano | 5 EL Olivenöl | Meersalz

Zubereitung

1. Im lauwarmen Wasser zunächst die Hefe auflösen und dann Mehl und Salz zugeben und alles zu einem glatten Teig verkneten. Den Teig etwa **30-40 Minuten** gehen lassen.
2. Den Pizzastein im Ofen auf große Hitze vorheizen.
3. Inzwischen den Knoblauch schälen und mit den Chilis sehr klein hacken. Den Mozzarella in einem Sieb abtropfen lassen und in dünne Scheiben schneiden.
4. Den Teig durchkneten und weitere **10 Minuten** ruhen lassen. Danach auf eine bemehlte Arbeitsfläche legen und zu einer Pizza ausrollen. Nun mit Öl bestreichen und mit der Knoblauchmischung belegen. Etwas salzen und mit Oregano bestreuen. Den Mozzarella darauf verteilen und alles mit Olivenöl beträufeln.
5. Die Pizza auf den Pizzastein legen und etwa **3-5 Minuten** backen, bis sie anfängt, leicht braun zu werden.

Notizen____

Lachs-Flammkuchen

Dauer: 30 Minuten | **Schwierigkeit:** mittel

Zutaten für 2 Stücke

250 g Mehl | 125 ml Wasser | 2 EL natives Olivenöl | 1 TL Meersalz | Hartweizengrieß | 150 g Creme fraiche | 250 g Räucherlachs | 3 Lauchzwiebeln | 1 Bio-Zitrone | Meersalz, Pfeffer

Zubereitung

1. Den Pizzastein im unteren Teil des Backofens auf 250°C anheizen.
2. Die Lauchzwiebeln waschen und in Ringe schneiden.
3. Aus Mehl, Wasser, Öl und Salz einen glatten Teig kneten. Dann den Teig halbieren. Auf einer Arbeitsfläche den Hartweizengrieß verteilen und den ersten Teig darauf 2-3 mm dick ausrollen. Dann mit der Creme fraiche bestreichen und salzen und pfeffern. Dann mit Lauchzwiebeln und Lachs belegen.
4. Den Flammkuchen auf den heißen Pizzastein legen und etwa **5-10 Minuten** backen. Dann herausnehmen und den zweiten backen.
5. Vor dem Servieren mit frischen Zitronensaft bespritzen.

Notizen____

Mehlfreie Pizza mit Thunfisch

Dauer: 25 Minuten | **Schwierigkeit:** mittel

Zutaten für 2 Pizzen

1 Kugel Mozzarella | 230 g Thunfisch in eigenen Saft | 3 Bio-Eier | 1 Ds. Tomatenmark | Oregano | Meersalz, Pfeffer | 2 HV Rucola | 4 Schb. Schinken | 65 g Parmesan

Zubereitung

1. Den Pizzastein auf 240°C vorheizen.
2. Den Mozzarella abtropfen lassen und dann fein reiben. Den Thunfisch auch abtropfen lassen, dann in eine Schüssel geben und mit Mozzarella, Eiern zu einem Teig vermengen. Mit Salz, Pfeffer und Oregano abschmecken.
3. Den Teig auf einem Backpapier zu Pizzen formen. Dann mithilfe des Backpapiers auf den Pizzastein legen und **2-3 Minuten** backen, dann wenden und nochmal **2-3 Minuten** backen. Wieder wenden und weitere **1-2 Minuten** backen.
4. Die Pizzen aus dem Ofen holen und mit Tomatenmark bestreichen. Dann Rucola waschen und mit Schinken und Parmesan auf den Pizzen verteilen.
5. Dann noch einmal **2-3 Minuten** backen.

Notizen________________________________

Papas Lieblings-Pizza

Dauer: 35 Minuten | **Schwierigkeit:** mittel

Zutaten für 2 Portionen

2 Scheiben. Bacon | 2 große Champignons | 1 rote Zwiebel | 2 kleine Tomaten | 2 Port. selbstgemachter Pizzateig | 8 EL selbstgemachte Pizzasoße | 100 g geriebener Mozzarella | 16 kleine Scheiben Salami | 2 rote Paprika | 1 Kugel Mozzarella | 4 TL selbstgemachtes Basilikum-Pesto | 6 Blättchen Basilikum | Italienische Gewürzmischung | Parmesan

Zubereitung

1. Den Bacon in kleine Stücke schneiden. Die Pilze putzen und in Scheiben schneiden. Die Zwiebel schälen und in dünne Scheiben schneiden. Die Tomaten waschen und in Scheiben schneiden. Die Paprika waschen und die Hälfte in Streifen schneiden. Den Mozzarella in Scheiben schneiden.
2. Den Pizzastein im Ofen oder auf dem Grill auf 250°C vorheizen.
3. Die Teige dünn auf einer Bemehlten Arbeitsfläche ausrollen, die Pizzasoße darauf verstreichen und den geriebenen Mozzarella darüber streuen. Darauf die Salami legen und dann Paprika, Zwiebel und Mozzarellascheiben darüber legen. Nun alles mit etwas Pesto bestreichen und obendrauf die Tomaten verteilen.
4. Die Pizzen nun auf dem Pizzastein **6-8 Minuten** backen. Dann herausnehmen und mit Kräutern und Parmesan bestreuen.

Notizen____

Pizza alla napoletana

Dauer: 25 Minuten | **Schwierigkeit:** mittel

Zutaten für Portionen

Selbstgemachter Pizzateig | 1 Ds. Pizzasauce Oregano | 1 Gl. Sardellenfilets in Öl | 4 frische Tomaten | 2 Kugeln Mozzarella | 250 g Provolone (Käse) | Olivenöl | Oreganoblättchen

Zubereitung

1. Die Tomaten waschen und mit dem Mozzarella in Scheiben schneiden.
2. Auf einer bemehlten Fläche den Teig vierteln und die Teiglinge flach drücken, dann mit dem Nudelholz flach zu runden Pizzen ausrollen.
3. Den Pizzastein im Backofen auf die höchste Hitze vorheizen.
4. Auf die Pizzen zuerst die Pizzasauce streichen, danach die Tomatenscheiben darauf verteilen. Jetzt den Provolone darüber reiben und den Mozzarella auflegen. Darüber die Sardellenfilets geben und alles mit Olivenöl beträufeln.
5. Die Pizzen auf dem Pizzastein nun **5-8 Minuten** backen.

Notizen____

Pizza Asia mit Fleisch

Dauer: 40 Minuten *(abhängig vom Teig)* | **Schwierigkeit:** mittel

Zutaten für 2 Pizzen

300 g Rindfleisch | 1 gelbe Paprika | 2 Lauchzwiebeln | ½ rote Zwiebel | 2 Chilischoten | 2 große Champignons | Koriandergrün | 2 Port. selbstgemachter Pizzateig *(siehe Kapitel: Pizzateige)* | 3 EL Hoisin-Sauce | 3 EL süße Chilisauce | 100 g geriebener Mozzarella | Sesam | Meersalz, Pfeffer

Zubereitung

1. Das Fleisch waschen, trockentupfen und in Streifen schneiden. Die Paprika waschen und in feine Streifen schneiden. Die Lauchzwiebeln in Streifen schneiden. Die Zwiebel schälen und streifig schneiden. Etwa 1/3 der Chilischoten in Ringe schneiden, den Rest fein hacken. Die Pilze putzen und in Scheiben schneiden. Den Koriander waschen und hacken.
2. Den Pizzastein im Ofen auf 250°C anheizen.
3. In einer Pfanne mit etwa Öl das Fleisch rundherum scharf anbraten und salzen und pfeffern.
4. Die Teige dünn zu Pizzen ausrollen. Die Saucen vermischen und darauf streichen. Darauf etwa ¾ des Mozzarella verteilen. Nun mit Paprika, Pilzen, Fleisch, Chili, Zwiebeln, Lauchzwiebeln und Käse belegen.
5. Die Pizzen nun auf dem Pizzastein **5-7 Minuten** backen. Dann mit Koriander und Sesam bestreut servieren.

Notizen______________________________

Pizza Bianca

Dauer: 1 ½ Stunden | **Ruhezeit:** 65 Minuten | **Schwierigkeit:**

Zutaten für 4 Pizzen

1 Würfel frische Hefe | 600 g Weizenmehl – Type 550 | 400 ml lauwarmes Wasser | 2 TL Meersalz | 2 TL Zucker | 4 EL Olivenöl | 2 Zwiebeln | 200 g braune Champignons | 200 g geriebener Mozzarella | 200 g geriebener Emmentaler | 125 g Salami | ½ Becher Sahne | ½ Becher Creme fraiche | ½ Becher Mascarpone | Meersalz, Pfeffer, Zucker

Zubereitung

1. Die Hefe in das Wasser bröseln und mit dem Zucker auflösen. Das Mehl in eine Schüssel geben und mittig eine Mulde drücken. Das Hefewasser eingießen und zu einem glatten Teig verrühren. Dann Salz und Öl einrühren, nochmal durchkneten und dann etwa **30-35 Minuten** ruhen lassen.
2. Danach den Teig vierteln und zu Kugeln formen, die weitere **30 Minuten** ruhen müssen.
3. Den Grill oder Backofen mit dem Pizzastein auf 250°C vorheizen.
4. Die Zwiebeln schälen und in Ringe schneiden. Die Pilze putzen und in Scheiben schneiden.
5. Aus den Teigkugeln nun Pizzen formen. Die Sahne mit der Creme fraiche verrühren und würzen, dann auf die Pizzen streichen. Dann mit Mozzarella, Salami, Champignons, Zwiebeln, Emmentaler und etwas Mascarpone belegen.
6. Auf dem Pizzastein dann **7-9 Minuten** backen.

Notizen____

Pizza Hawaii

Dauer: 60 Minuten | **Ruhezeit:** 30 Minuten | **Schwierigkeit:** mittel

Zutaten für 1 Pizza

150 ml lauwarmes Wasser | 4 g Trockenhefe | 200 g Weizenmehl – Type 405 | 10 g Meersalz | Selbstgemachte Pizzasoße | 2 Schb. gekochter Schinken | 15 Stück Ananas – etwa 1 cm groß | 75 g Mozzarella | Etwas geriebener Parmesan | 2 TL natives Olivenöl

Zubereitung

1. Im Wasser zuerst die Hefe auflösen, dann Mehl und Salz zugeben und alles zu einem glatten Pizzateig verkneten. Dann **20-30 Minuten** gehen lassen.
2. Den Schinken in kleine Stücke reißen. Den Mozzarella klein schneiden und mit dem Parmesan vermischen.
3. Den Pizzastein im Backofen auf höchste Hitze anheizen.
4. Den Teig zu einer Pizza ausrollen. Und mit der Soße bestreichen. Dann die Käsemischung darauf verteilen. Den Schinken gleichmäßig verteilen. Zum Schluss die Ananasstücke darauf geben und die Pizza mit Olivenöl beträufeln.
5. Nun die Pizza auf dem Stein **2-3 Minuten** backen.

Notizen____

Pizza Margherita

Dauer: ca. 2 Stunden | **Ruhezeit:** 1-2 Stunden | **Schwierigkeit:** mittel

Zutaten für 3 Pizzen

20 g frische Hefe | 500 g Weizenmehl – Type 405 | 320 ml Wasser | 10 g Meersalz | 50 ml Olivenöl | 10-12 EL selbstgemachte Pizzasoße | 15 Scheiben Mozzarella | 15 Basilikumblättchen | 3 Oliven

Zubereitung

1. Den Pizzastein im Backofen oder auf dem Grill auf 250°C vorheizen.
2. Das Mehl in eine Schüssel geben und die Hefe hineinbröckeln. Nun Wasser, Salz und Olivenöl zugeben und zu einem glatten Teig kneten. Den Teig dann **1-2 Stunden** ruhen lassen.
3. Die Pizzasoße leicht erwärmen. Den Teig dritteln und Kugeln daraus formen. Nochmals **10-15 Minuten** gehen lassen.
4. Danach aus den Kugeln Pizzen von etwa 20-23 cm formen. Nun die Pizzasoße darüber streichen und belegen, zuerst mit Mozzarella, dann mit Basilikum, mittig eine Olive setzen. Nun noch etwas Olivenöl darüber träufeln.
5. Im Ofen nun **7-12 Minuten** backen.

Notizen____

____

____

Pizza quattro formaggi

Dauer: 60 Minuten | **Ruhezeit:** 35 Minuten | **Schwierigkeit:** mittel

Zutaten für 2 Pizzen

1 Pck. Trockenhefe | 300 ml lauwarmes Wasser | 500 g Mehl | 2 TL Meersalz | 1 EL Zucker | 2 EL Olivenöl | 4 HV. Geriebener Pecorino | Gorgonzola | 2 Kugeln Mozzarella | Geriebener Gouda | Oregano

Zubereitung

1. Die Hefei m Wasser auflösen. Das Mehl in einer Schüssel mit Salz, Zucker und Öl vermengen, dann eine Mulde in die Mitte drücken und da hinein das Hefewasser gießen. Dann alles zu einem geschmeidigen Teig verkneten. Den Teig nun etwa **30-40 Minuten** gehen lassen.
2. Den Pizzastein im Backofen oder auf dem Grill auf 250°C vorheizen.
3. Aus dem Teig 2 Kugeln formen und zu Pizzen ausrollen. Nun den Mozzarella in kleine Würfel schneiden und auf den Pizzen verteilen. Mit einem kleinen Löffel Stücke vom Gorgonzola abstechen und mit dem übrigen Käsen verteilen.
4. Dann auf dem Pizzastein etwa **5-8 Minuten** goldgelb backen. Vor dem Servieren mit Oregano bestreuen.

Notizen____

Pizza Salami

Dauer: 35 Minuten | **Schwierigkeit:** leicht

Zutaten für 2 Pizzen

1 Zwiebel | 1 Knoblauchzehe | 1 Ds. Pizzatomaten | 2 EL natives Olivenöl | 1 TL Zucker | 1 TL getrockneter Oregano | Meersalz, Pfeffer | 1 Port. selbstgemachter Pizzateig | 75 g Mailänder Ringsalami | 50 g schwarze Oliven | Mozzarella

Zubereitung

1. Die Zwiebel und den Knoblauch schälen. Die Zwiebel halbieren, eine Hälfte in feine Würfel schneiden, die andere in dünne Ringe schneiden. Die Knoblauchzehe fein hacken.
2. In einem Topf das Öl erhitzen und die Zwiebelwürfel glasig andünsten. Nun den Knoblauch zugeben und alles mit Zucker bestreuen. Dann alles verrühren und etwa **1 Minuten** dünsten. Die Tomaten und den Oregano zufügen und alles etwa **5 Minuten** köcheln lassen. Dann mit Salz und Pfeffer würzen.
3. Den Pizzastein im Ofen aufheizen.
4. Den Pizzateig teilen und zu Pizzen ausrollen. Dann etwa **5-10 Minuten** ruhen lassen.
5. Den Teig mit der Soße bestreichen und gleichmäßig verteilen. Nun den Mozzarella darüber bröseln.
6. Die Salami in dünne Scheiben schneiden und großzügig mit den Oliven und Zwiebelringen auf dem Teig verteilen.
7. Die Pizza auf dem Pizzastein dann **5-7 Minuten** backen.

Notizen____

Pizza Tonno

Dauer: 80 Minuten | **Ruhezeit:** 60 Minuten | **Schwierigkeit:** leicht

Zutaten für 4 Pizzen

200 g Weizenmehl – Type 1050 | 300 g Dinkelvollkornmehl | 1 Pck. Trockenhefe | 2 EL Olivenöl | 1 TL Meersalz | ¼ l lauwarmes Wasser | Selbstgemachte Pizzasoße | 1 Ds. Thunfisch in eigenem Saft | Ggf. Peperoni | 1 Ei | 200 g Mozzarella | 200 g geriebener Edamer

Zubereitung

1. Die Mehle mit Hefe, Öl, Salz und Wasser vermischen und dann einen glatten teig kneten. Den Teig dann etwa **60 Minuten** an einem warmen Ort gehen lassen.
2. Den Pizzastein im Ofen auf 240°C aufheizen.
3. Den Teig vierteln und zu Pizzen ausrollen. Dann die Pizzasoße darüber streichen und den Mozzarella darüber bröseln. Dann Thunfisch und die Peperoni verteilen. Nun etwas Öl darauf träufeln und den Edamer draufstreuen. Nun noch das Ei darüber schlagen und den Pizzarand mit Olivenöl einstreichen.
4. Die Pizza nun auf dem Pizzastein **5-6 Minuten** backen.

Notizen____

____

____

Spargel-Pizza

Dauer: 1 ½ Stunden | **Ruhezeit:** 1 Stunde | **Schwierigkeit:** mittel

Zutaten für 3 Pizzen

1 TL Zucker | 10 g frische Hefe | 300 g Mehl | 6 g Meersalz | 1 EL Olivenöl | 30 g Rucola | 30 g Ziegen-Schnittkäse | 30 g Mandeln | 25 g Olivenöl | 1 Schuss Limettensaft | 1 Prise Meersalz | 200 g grüner Spargel | 2 EL Olivenöl | 1 Knoblauchzehe | 1 TL Limettensaft | Schalenabrieb 1 Limette | ¼ TL Pfeffer | ¼ TL Meersalz | 1 TL gehackte Petersilie | 1 Prise Muskatnuss | 150 g geriebener Mozzarella | Sesam | Schwarzkümmel

Zubereitung

1. Den Zucker und die Hefe in 160 ml lauwarmem Wasser auflösen, danach mit Mehl, 6 g Salz und 1 EL Olivenöl gut verkneten. Den Teig etwa **1 Stunden** abgedeckt an einen warmen Ort stellen.
2. Inzwischen Rucola, Ziegenkäse, Mandeln, 25 g Olivenöl, etwas Limettensaft und 1 Prise Salz mit einem Pürierstab zu Pesto verarbeiten.
3. Den Spargel waschen und die harten Enden abschneiden. Dann 2 EL Öl, Knoblauch, 1 TL Limettensaft, Schalenabrieb, Pfeffer, Salz, Petersilie und Muskat zu einer Marinade verrühren. Darin den Spargel etwa **30-40 Minuten** ziehen lassen.
4. Den Backofen mit dem Pizzastein auf der höchsten Stufe vorheizen.
5. Den Teig dritteln und zu dünnen Pizzen ausrollen. Dann mit jeweils 1/3 des Pestos bestreichen und mit je 50 g Mozzarella bestreuen. Darauf den Spargel verteilen. Die Ränder mit Sesam und Schwarzkümmel bestreuen.
6. Die Pizzen nacheinander auf dem Pizzastein **5-7 Minuten** backen.

Notizen____

Steinofenpizza

Dauer: 60 Minuten *(Zubereitung)* | **Ruhezeit:** über Nacht
Schwierigkeit: mittel

Zutaten für 2 Pizzen

5 g frische Hefe | ¼ l lauwarmes Wasser | 450 g Pizzamehl | 50 g Hartweizengrieß | 13 g Meersalz | 1 Ds. passierte Tomaten | 100 ml trockener Rotwein | 2 Knoblauchzehen | 2 Schalotten | 6 EL natives Olivenöl | 4 EL Tomatenmark | 4 EL Oregano | Meersalz, Pfeffer, Zucker | 200 g geriebener Käse | Basilikum

Zubereitung

1. Die Hefe im Wasser auflösen. In einer Schüssel Mehl, Grieß und Salz vermischen und das Hefewasser zugießen. Dann Alles in etwa **15 Minuten** zu einem glatten Teig verkneten. Danach **8-12 Stunden**, besser über Nacht zugedeckt in den Kühlschrank stellen.
2. Den Pizzastein im Backofen auf 250°C anheizen.
3. Am nächsten Tag Knoblauch und Schalotten schälen und sehr fein hacken. In einem Topf das Öl erhitzen und Knoblauch und Schalotten andünsten. Die Tomaten und das Tomatenmark zugeben und mit Rotwein ablöschen. Nun mit Oregano und den Gewürzen abschmecken. Die Soße etwa **30 Minuten** bei kleiner Hitze köcheln lassen.
4. Den Teig halbieren und Kugeln formen. Diese nochmal **15 Minuten** gehen lassen. Dann zu runden Pizzen ausrollen und mit der Soße bestreichen. Darauf den Käse verteilen und mit den übrigen Zutaten belegen.
5. Die Pizzen nun im Ofen etwa **6-8 Minuten** backen, dann herausnehmen und mit Basilikum bestreuen.

Sucuklu Pizza

Dauer: 65 Minuten | **Ruhezeit:** 40 Minuten | **Schwierigkeit:** mittel

Zutaten für 4 Pizzen

300 ml lauwarmes Wasser | 1 Würfel frische Hefe | 500 g Mehl | ½ EL Meersalz | 3 EL Rapsöl | 1 rote Paprikaschote | 2 Peperoni | 1 Ds. passierte Tomaten | Meersalz | 1 EL Thymian | 500 g geriebener Käse | Knoblauchwurst | Olivenöl

Zubereitung

1. Im Wasser zuerst die Hefe auslösen und etwa **10 Minuten** ruhen lassen.
2. Inzwischen das Mehl in eine Schüssel geben und mit Salz und Öl vermengen. Dann mittig eine Mulde drücken und das Hefewasser eingießen. Nun einen glatten Pizzateig kneten und danach etwa **30 Minuten** an einem warmen Ort gehen lassen.
3. Den Pizzastein im Backofen bei 250°C anheizen.
4. Die Paprika waschen und mit den Peperoni in längliche Spalten schneiden. Die Tomaten mit etwas Öl, Salz und Thymian vermischen.
5. Auf einer bemehlten Fläche den Teig vierteln und zu kreisrunden Pizzen ausrollen. An den Rändern nun reichlich Käse verteilen. Die Seiten dann etwas nach innen schlagen und zudrücken. Nun die Tomaten auf den Pizzen verteilen und den übrigen Käse darauf geben.
6. Die Wurst in Scheiben schneiden und auf den Käse legen. Mit Paprika und Peperoni garnieren.
7. Die Pizzen auf dem Pizzastein etwa **5-7 Minuten** backen.

Notizen____

Superdünne Pizza mit Wurst

Dauer: 60 Minuten | **Ruhezeit:** 35 Minuten | **Schwierigkeit:** mittel

Zutaten für 4 Pizzen

160 ml lauwarmes Wasser | ½ Würfel frische Hefe | 200 g Weizenmehl – Type 550 | 50 g Hartweizengrieß | 1 TL Meersalz | 2 EL Olivenöl | 4 Tomaten | 75 g Chorizo am Stück | 1 Kugel Mozzarella | 1 TL getrockneter Oregano | Meersalz

Zubereitung

1. In einer Schüssel die Hefe im Wasser auslösen und etwa **5 Minuten** ruhen lassen. In einer weiteren Schüssel Mehl, Grieß und Salz vermischen. Dann das Hefewasser zugeben und einen glatten Teig kneten. Nun das Öl einrühren und nochmal durchkneten. Den Teig abgedeckt etwa **30 Minuten** gehen lassen.
2. Die Tomaten quer halbieren und das Fruchtfleisch mit einer Reibe abreiben. Überschüssiges Wasser abgießen. Die verbleidende Masse leicht salzen. Die Wurst in dünne Scheiben schneiden. Den Mozzarella in kleine Stücke reißen.
3. Den Pizzastein im Ofen oder auf dem Grill auf 250°C vorheizen.
4. Den Teig auf Größe des Pizzasteins sehr dünn ausrollen und mit den Tomaten bestreichen. Dann Oregano darüber streuen. Nun die Wurst verteilen und den Mozzarella darüber geben.
5. Die Pizza auf dem Pizzastein etwa **5-8 Minuten** backen.

Notizen____

Teufels-Pizza

Dauer: 1 ½ Stunden | **Ruhezeit:** 60 Minuten | **Schwierigkeit:** mittel

Zutaten für 1 große Pizza

300 g Weizenmehl | 1 Pck. Trockenhefe | 1 TL Zucker | 1 TL Salz | 1 EL Olivenöl | 150 ml lauwarmes Wasser | Selbstgemachte Pizzasoße | Je 1 gelbe, grüne und rote Paprika | 6 eingelegte Peperoni | 2 Zwiebeln | 120 g italienische Salami | 250 g Mozzarella

Zubereitung

1. Das Mehl in eine Schüssel sieben und mit Zucker und Hefe vermischen. Dann Salz, Öl und Wasser zugeben und einen glatten teig kneten. Den Teig dann zugedeckt etwa **40-45 Minuten** ruhen lassen.
2. Den Pizzastein auf 250°C vorheizen.
3. Die Paprika putzen und in Streifen schneiden. Dann in einer Pfanne mit etwas Öl etwa **5 Minuten** dünsten. Die Peperoni abtropfen lassen. Die Zwiebeln schälen, halbieren und in Ringe schneiden. Die Salami ggf. klein schneiden. Den Mozzarella in Scheiben schneiden.
4. Auf einem bemehlten Backblech den Teig in Größe des Pizzasteines ausrollen und nochmal **15 Minuten** gehen lassen.
5. Danach die Pizzasoße auf dem Teig verstreichen und die Paprika verteilen. Dann Zwiebeln du Peperoni auf den Teig geben. Die Salami darüber streuen und den Mozzarella auf dem Blech verteilen.
6. Den Teig vorsichtig auf den Pizzastein legen und **6-8 Minuten** backen.

Notizen______________________________

Thunfisch-Calzone

Dauer: 75 Minuten | **Ruhezeit:** 45 | **Schwierigkeit:** mittel

Zutaten für 2 Pizzen

2 Bio-Eier | 200 ml lauwarmes Wasser | ½ Würfel frische Hefe | 400 g Mehl | 1 TL Meersalz | 5 EL Olivenöl | 1 Ds. Thunfisch in Öl | 1 Gl. Kapern | 2 Zwiebeln | 2 Tomaten | 150 g Mozzarella | 4 EL Tomatenmark

Zubereitung

1. Die Eier in **8-10 Minuten** hart kochen. Danach abschrecken, pellen und klein schneiden.
2. Im Wasser die Hefe auflösen, dann Mehl, Salz und Öl zugeben und einen glatten Teig kneten. Den Teig abgedeckt etwa **45 Minuten** gehen lassen.
3. Inzwischen den Thunfisch und die Kapern abtropfen lassen. Die Zwiebeln schälen und in Ringe schneiden. Die Tomaten waschen und klein schneiden. Den Mozzarella in kleine Würfel schneiden.
4. Den Teig nun gut durchkneten und auf einer bemehlten Arbeitsfläche zu einem Rechteck von etwa 30x40 cm ausrollen.
5. Den Backofen mit Pizzastein auf 200°C vorheizen.
6. Eine Teighälfte mit Tomatenmark bestreichen, dabei den Rand frei lassen. Nun mit Thunfisch, Kapern, Zwiebeln, Tomaten und Mozzarella belegen. Die Teigränder mit etwa Wasser bepinseln. Die freie Teighälfte überklappen und die Ränder festdrücken.
7. Etwa 3 EL Wasser mit ½ TL Salz verrühren und damit die Pizza einstreichen. Dann auf den Pizzastein legen und etwa **5-8 Minuten** backen.

Notizen____

Tortilla-Pizza

Dauer: 20 Minuten | **Schwierigkeit:** mittel

Zutaten für 1 Pizza

1 mittelgroße Weizentortilla | 4 Champignons | 3 EL Tomatenpüree | 1 EL Tomatenmark | 1 EL Kapern | 20 g Feta | Oregano | Meersalz, Pfeffer

Zubereitung

1. Den Pizzastein im Ofen oder Grill auf 240°C vorheizen. Die Tortilla auf eine Arbeitsfläche legen.
2. Die Pilze putzen und in dünne Scheiben schneiden.
3. Die Kapern abtropfen lassen.
4. Das Tomatenpüree mit Tomatenmark, Oregano und Salz und Pfeffer verrühren. Mit der Soße die Tortilla bestreichen. Dann Champignons und Kapern darauf verteilen. Den Feta darüber zerbröseln.
5. Die Tortilla nun auf den Pizzastein legen und **3-5 Minuten** backen.

Notizen____

Türkische Pizza

Dauer: 60 Minuten | **Ruhezeit:** 40 Minuten | **Schwierigkeit:** mittel

Zutaten für 4 Pizzen

½ Würfel frische Hefe | 250 g Mehl | 125 ml lauwarmes Wasser | 1 TL Meersalz | 500 g Lamm-Hackfleisch | 2 Tomaten | 2 kleine Zwiebeln | 1 Knoblauchzehe | 1 rote Paprika | 2 Peperoni | ½ Bd. Petersilie | ½ EL Margarine | 1 EL Paprikamark | 2 TL Meersalz | 1 TL schwarzer Pfeffer | 2 TL Paprikapulver | 50 g Lammbauchspeck

Zubereitung

1. Die Hefe im Wasser auflösen, dann mit Mehl und Salz zu einem homogenen Teig verarbeiten. Den Teig dann etwa **30-40 Minuten** gehen lassen.
2. Den Pizzastein im Ofen auf 240°C anheizen.
3. Das gesamte Gemüse und die Petersilie waschen. Dann alles in die Küchenmaschine geben und kleine schneiden. Nun das Hackfleisch, die Gewürze und den Speck dazugeben und nochmal zerkleinern.
4. Aus dem Teig nun Bällchen formen und diese in der Größe eines Kuchentellers dünn ausrollen.
5. Auf jeden Fladen jetzt 1-2 Esslöffel der Füllung geben und verteilen.
6. Die Fladen nun auf dem Pizzastein nacheinander **5-7 Minuten** backen.

Notizen____

Vegane Pizza Margherita

Dauer: 50 Minuten | **Ruhezeit:** 30 Minuten | **Schwierigkeit:** mittel

Zutaten für 2 Pizzen

450 ml lauwarmes Wasser | 1 Pck. Trockenhefe | 500 g glutenfreies Mehl | 10 g Meersalz | 3 EL natives Olivenöl | Selbstgemachte vegane Pizzasoße *(siehe Kapitel: Pizza-Soßen)* | 1 Zwiebel | 100 g Cashew-Mozzarella | Oliven

Zubereitung

1. Im Wasser zuerst die Hefe auflösen, dann Mehl, Salz und Öl dazugeben und alles zu einem glatten Teig verkneten. Dann an einem warmen Ort den Teig etwa **30 Minuten** gehen lassen.
2. Den Pizzastein im Ofen bei 240°C aufheizen.
3. Die Zwiebel schälen und in Ringe schneiden. Den Mozzarella in Scheiben schneiden. Die Oliven entsteinen und halbieren.
4. Den Teig halbieren und zu Kugeln formen. Dann zu Pizzen formen und auf dem Pizzastein etwa **2-3 Minuten** vorbacken.
5. Dann herausnehmen und mit der Pizzasoße bestreichen und mit Zwiebeln, Mozzarella und Oliven belegen. Dann **4-5 Minuten** im Ofen fertigbacken.

Notizen____

Vegetarische Pizza Calzone

Dauer: 1 ½ Stunden | **Ruhezeit:** 1 Stunde | **Schwierigkeit:** mittel

Zutaten für 2 Pizzen

60 g TK-Blattspinat | 200 g Mehl | 100 ml lauwarmes Wasser | 10 g frische Hefe | 1 TL Meersalz | 4 EL Olivenöl | 5 getrocknete Tomaten in Öl | 2 grüne Peperoni | ½ Bd. Petersilie | 1 Knoblauchzehe | 130 g Mozzarella | 150 g weicher Ricotta | 1 Bio-Ei | 60 g geriebener Parmesan | Meersalz, Pfeffer, Paprikapulver

Zubereitung

1. In einem Sieb den Spinat etwa **1 Stunde** auftauen lassen.
2. In einer Schüssel Mehl, Salz und Öl vermischen. Im Wasser die Hefe zerkrümeln und auflösen. Das Hefewasser mit dem Mehl vermengen und daraus einen glatten Teig kneten. Den Teig nun abgedeckt etwa **1 Stunde** gehen lassen.
3. Inzwischen die Tomaten abtropfen lassen, dann in Würfel schneiden. Die Peperoni in Scheiben schneiden. Die Petersilie waschen, die Blätter zupfen und fein hacken. Den Knoblauch schälen. Den Mozzarella in feine Würfel schneiden.
4. In einer Schüssel nun Mozzarella, Ricotta und das Ei gut verrühren. Dann Spinat, Tomaten, Peperoni und Parmesan einrühren und den Knoblauch hineinpressen. Die Masse mit Salz, Pfeffer und Muskat würzen.
5. Den Pizzastein im Backofen bei 220°C anheizen.
6. Den Teig nun halbieren und auf eine bemehlten Arbeitsfläche kreisrund ausrollen. Eine Hälfte mit der Füllung belegen, dabei die Ränder frei lassen. Dann die andere Hälfte überklappen und die Ränder fest andrücken.
7. Die Pizza mit etwas Öl bestreichen. Dann den Vorgang mit den restlichen Zutaten wiederholen.
8. Nun die Pizzen auf den Pizzastein legen und etwa **5-8 Minuten** goldbraun backen.

Dessert-Pizzen

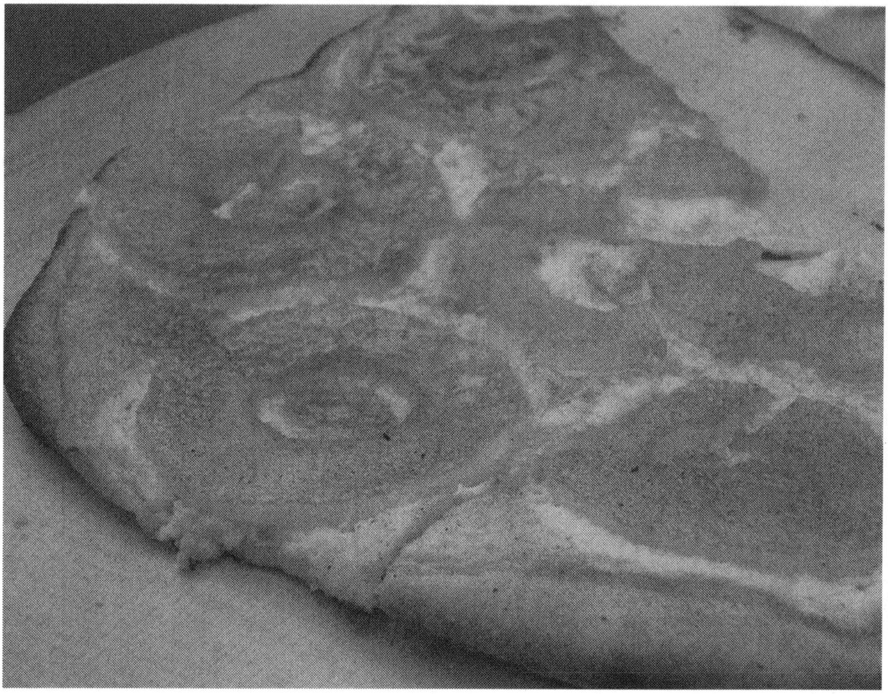

Apfel-Pie-Pizza

Dauer: 25 Minuten | **Schwierigkeit:** leicht

Zutaten für 1 Portion

1 Port. Selbstgemachter Pizzateig *(siehe Kapitel: Pizzateige)* | 3 Äpfel – möglichst Braeburn | 4 EL weißer Zucker | 2 EL Zimt | 1 Beutel Mandelblättchen | 1 Beutel Rosinen | 1 Kugel Mozzarella

Zubereitung

1. Den Pizzastein im Backofen auf 200°C aufheizen.
2. Den Pizzateig in Größe des Pizzasteines ausrollen.
3. Die Äpfel schälen, entkernen und in Ringe schneiden. Dann auf dem Teig verteilen. Den Zucker mit Zimt vermischen und über die Pizza streuen. Dann Mandeln und Rosinen darauf verteilen. Den Mozzarella zerrupfen und darüber streuen.
4. Die Pizza nun solange backen, bis der Mozzarella eine leichte braune Farbe annimmt, etwa **4-5 Minuten**.

Notizen____

____

____

Birnen-Pizza

Dauer: 25 Minuten | **Schwierigkeit:** mittel

Zutaten für 1 große Pizza

1 Port. selbstgemachter Pizzateig *(siehe Kapitel: Pizzateige)* | 150 g Creme fraiche | 2 TL Zimtpulver | 4 reife Birnen | 70 g weiche Butter | 120 g Marzipan-Rohmasse | 80 g Mehl | 50 g gehackte Mandeln | 120 g Puderzucker | Zitronensaft

Zubereitung

1. Den Pizzastein im Backofen auf 220°C aufheizen.
2. Den Pizzateig auf einer Arbeitsfläche auf Größe es Pizzasteines ausrollen.
3. Die Creme fraiche mit dem Zimt vermischen und auf dem Pizzateig verstreichen.
4. Die Birnen waschen, halbieren und die Kerngehäuse herausschneiden. Die Birnen in Scheiben schneiden, mit etwas Zitronensaft marinieren und dann auf den Pizzaboden legen.
5. In einer Schüssel Butter, Marzipan, Mehl, Mandeln und Puderzucker zu Streuseln verkneten und auf den Birnen verteilen.
6. Den Teig nun auf den Pizzastein legen und **5-7 Minuten** backen. Danach etwas abkühlen lassen und warm servieren.

Notizen____

Nuss-Nougat-Pizza

Dauer: 25 Minuten | **Schwierigkeit:** mittel

Zutaten für 1 Pizza

1 Port. selbstgemachter Pizzateig *(siehe Kapitel: Pizzateige)* | 3 EL Nuss-Nougat-Creme | 1 Banane | 2 EL Ricotta | 2 EL Schokoraspeln | 3 EL Haselnusskrokant | 1 Kugel Vanille-Eis

Zubereitung

1. Den Pizzastein im Ofen oder Grill auf höchste Stufe aufheizen.
2. Den Teig auf einer bemehlten Fläche ausrollen, mit der Gabel einige Male einstechen und dann mit der Creme bestreichen. Die Banane schälen und in Scheiben schneiden. Dann mit dem Ricotta auf der Pizza verteilen.
3. Die Pizza dann **4-5 Minuten** backen.
4. Vor dem Servieren mit Krokant und Schokoraspeln bestreuen und in die Mitte eine Kugel Eis setzen.

Notizen____________________________________

Süßer Frucht-Flammkuchen

Dauer: 35 Minuten | **Schwierigkeit:** mittel

Zutaten für 1 Flammkuchen

1 Port selbstgemachter Pizzateig *(siehe Kapitel: Pizzateige)* | 200 g Creme fraiche | 200 g gemischte Früchte oder Beeren | Zimtzucker | Flüssiger Honig

Zubereitung

1. Den Pizzastein im Ofen etwa **15-20 Minuten** auf 220°C aufheizen.
2. Den Teig ausrollen und mit der Creme bestreichen, dabei einen Rand von 1 cm lassen. Den Rand mit Zimtzucker bestreuen und mit Honig beträufeln.
3. Das Obst waschen und in mittelgroße Stücke schneiden.
4. Nun den Flammkuchen etwa **5-6 Minuten** backen, dann herausnehmen und das Obst darauf verteilen.

Notizen____

____

____

Sweet Pizza mit Birne und Weichkäse

Dauer: 25 Minuten | **Schwierigkeit:** mittel

Zutaten

1 Port. selbstgemachter Pizzateig *(siehe Kapitel: Pizzateige)* | 1 große Birne | 75 g Taleggio (ital. Weichkäse) | 50 g Pecorino | 3 Blatt Salbei | 1 EL flüssiger Honig | 3 EL natives Olivenöl | Je 1 Prise Meersalz und Pfeffer

Zubereitung

1. Den Backofen mit dem Pizzastein auf 250°C aufheizen.
2. Die Birne halbieren und das Kerngehäuse entfernen. Dann in dünne Scheiben hobeln. Vom italienischen Weichkäse den Rand abschneiden und den Käse in Würfel schneiden.
3. Den Teig kreisförmig auf etwa 30 cm ausrollen und mit dem Olivenöl bestreichen. Den Käse darauf verteilen und die Birnen auflegen.
4. Den Pecorino fein reiben und mit den Salbeiblättern darauf verteilen. Nun mit Honig beträufeln und salzen und pfeffern.
5. Die Pizza auf dem Pizzastein **3-4 Minuten** backen und danach heiß servieren.

Notizen______________________________

Zimtgebäck-Pizza

Dauer: 40 Minuten | **Schwierigkeit:** mittel

Zutaten für 1 Pizza

2 Tassen warmes Wasser | 1 EL Trockenhefe | 2 EL Zucker | 4 Tassen Mehl | 1 TL Meersalz | ½ Tasse weiche Butter | ½ Tasse brauner Zucker | ½ Tasse Hafer | 3 TL Zimtpulver | 4 EL Butter | 60 g Frischkäse | 1 Tasse Puderzucker | ½ TL Vanilleextrakt

Zubereitung

1. Den Pizzastein im Backofen auf höchste Stufe aufheizen.
2. In einer Schüssel Wasser mit Hefe und Zucker vermischen und dann etwa **5 Minuten** ruhen lassen.
3. Nun Mehl und Salz zugeben und zu einem glatten Teig verrühren. Für etwa **10 Minuten** gehen lassen.
4. Aus dem Teig nun eine Pizza ausrollen und nochmal **10 Minuten** ruhen lassen.
5. In einer Schüssel nun Butter, braunen Zucker, Hafer und Zimt vermischen Die Masse auf der Pizza verteilen. Dann auf dem Pizzastein **4-5 Minuten** backen.
6. Inzwischen die Butter mit dem Frischkäse verrühren und Puderzucker und Vanille zugeben.
7. Die Pizza herausnehmen und mit der Frischkäse-Glasur bestreichen.

Notizen____

Haftungsausschluss

Der Inhalt dieses Buches wurde mit großer Sorgfalt geprüft und erstellt. Für die Vollständigkeit, Richtigkeit und Aktualität der Inhalte kann jedoch keine Garantie oder Gewähr übernommen werden. Der Inhalt dieses Buches repräsentieren die persönliche Erfahrung und Meinung des Autors und dient nur dem Unterhaltungszweck. Der Inhalt sollte nicht mit medizinischer Hilfe verwechselt werden. Es wird keine juristische Verantwortung oder Haftung für Schäden übernommen, die durch kontraproduktive Ausübung oder durch Fehler des Lesers entstehen. Es kann auch keine Garantie für Erfolg übernommen werden. Der Autor übernimmt daher keine Verantwortung für das Nicht-Erreichen der im Buch beschriebenen Ziele.

Impressum

1. Auflage 2019

Kontakt: Michel Schubert / Ermlinghofer Str. 25 / 44263 Dortmund
Covergestaltung: Autor Pseudonym
Coverfoto: depositphotos.com

Printed in Germany
by Amazon Distribution
GmbH, Leipzig

22022193R00059